Grupo de investigación GRIINSAN

Gestión integral en salud

Editorial Académica Española

Imprint

Any brand names and product names mentioned in this book are subject to trademark, brand or patent protection and are trademarks or registered trademarks of their respective holders. The use of brand names, product names, common names, trade names, product descriptions etc. even without a particular marking in this work is in no way to be construed to mean that such names may be regarded as unrestricted in respect of trademark and brand protection legislation and could thus be used by anyone.

Cover image: www.ingimage.com

Publisher:
Editorial Académica Española
is a trademark of
Dodo Books Indian Ocean Ltd. and OmniScriptum S.R.L publishing group

120 High Road, East Finchley, London, N2 9ED, United Kingdom
Str. Armeneasca 28/1, office 1, Chisinau MD-2012, Republic of Moldova, Europe
Printed at: see last page
ISBN: 978-613-9-18902-1

Gestión
Integral en Salud

Página legal

Gestión Integral en Salud

Autores:

Aleyda Parra Castillo
Sandra Gómez Aguirre
Kissy Macías Bolívar
Pedro Llinás Burgos
Gladys Gaviria García
Rusvelt Vargas Moranth
Adalberto Llinás Delgado

Colaboración del semillero de investigación en Nutrición y Salud Pública.

Adrián Yaseth Vargas López
Alejandra Carolina Fontalvo González
Andrea Yulidza Stand Muñoz
Camila Johana Zapata Cervera
Greydis De la Hoz Manotas
Helda Rosa Rivera Muñoz
Jennifer Carolina Mercado Charris
Keila Margarita Fonseca Pérez
Keyla Marcela De León Fontalvo
Laura Daniela Albor Jiménez
Leidys Paola Sotomayor Salcedo
Liliana Marcela Isaza Polo
Luz Divina Diaz Rivera
Maicol David Butajo Noriega
Maria José Castilla Reyes
Nickol Andrea Rivera García
Olga Sofia Caballero López
Valentina Palacín Martínez
Valentina Del Carmen Vargas Romero
Yurainis Paola Ruiz Alvear

Prólogo

La pasada pandemia del Covid-19 ha venido a significar que se debe hacer un alto en el camino, es el momento de reflexionar y considerar nuevos rumbos en lo relacionado con la salud. Es hora de innovar en el viejo modelo flexneriano que, a pesar de toda su aplicación y éxito en los diferentes países del mundo, no es la solución para los graves problemas en el orden de la salud pública como ha quedado demostrado con las fuertes implicaciones económicas a nivel mundial.

Con la llegada del nuevo milenio que trajo consigo novedosas tecnologías que pudieran ser aprovechadas en la medicina, se hace imperativo cambiar el modelo de la salud en todo orden, en el sentido de pasar de un modelo curativo a uno predictivo, para lo cual los médicos deben adquirir nuevas competencias, no solamente en el ramo de la medicina sino también en tener conocimientos de administración y de esta manera poder llegar a establecer una gestión integral en salud, gerenciando óptimamente recursos que tiene un país, para no tener que gastar ingentes bienes económicos por la llegada de eventos graves tal como sucedió en el pasado, donde los gobiernos tuvieron que disponer de lo que no se encontraba presupuestado.

Por ello, el documento académico expone a lo largo de los siguientes argumentos, el porqué, el para qué, dónde, el cómo, al igual que las herramientas que se pueden emplear con el objeto de poder avanzar a implementar la gestión integral en salud en el país, la cual se requiere con extrema urgencia para poder llegar de lleno a entrar a beneficiarnos con la medicina del siglo XXI.

El país no le puede dar la espalda a los nuevos desarrollos tecnológicos que están revolucionando todos los conceptos de la ciencia, donde la medicina no podría convertirse en una isla, para ello es que se requiere de una visión del mundo, donde la medicina no sólo cumpla su función restaurativa sino todo lo contrario, de poder anticiparse para que no vuelva suceder como la pandemia del Covid-19 donde por falta de previsión y de anticipación muchos habitantes del mundo tuvieron que partir de éste, dejándonos a todos con una lección a superar, como sería la de cambiar radicalmente la forma de abordar el estudio y la práctica médica posterior a esta pandemia devastadora.

CONTENIDO

Pág.

LISTA DE TABLAS

Pág.

Capítulo 1
Un Nuevo Desafío

En la sociedad hacia la cual nos estamos encaminando rápidamente, el recurso clave es el saber
Peter Drucker.

"Los planes son inútiles, pero la planificación es indispensable."
Dwight D. Eisenhower

Nadie hablaba de pandemia hasta hace unos pocos años, llegó el coronavirus, y de repente nos cambió la vida y nos forzó a salir de nuestra zona de confort y hacer las cosas de una manera diferente. La vida en la era del COVID-19 es totalmente nueva e inesperada, y tal vez, ninguno de nosotros estaría en condiciones de afirmar estar preparado para esta situación. Ha terminado la emergencia, pero el virus sigue entre nosotros. Este nuevo desafío nos permite abordar de mejor manera las enfermedades emergentes entre los determinantes de la salud y nos prepara para implementar modelos de respuesta oportunos y efectivos para el próximo evento epidemiológico.

Por lo tanto, se debe estar preparado para resolver problemas sociales en donde se requiere un uso óptimo de los recursos, que como siempre son limitados y escasos; para lograrlo, se desarrollan estrategias, políticas y procedimientos de acuerdo con la evolución de conceptos y técnicas de gestión. En su libro Cómo evitar la próxima pandemia, el famoso filántropo Bill Gates nos insta a estar completamente preparados "No debemos asumir que la próxima amenaza de pandemia será exactamente igual a la del Covid-19. Afectará a los jóvenes". El impacto puede ser mayor en los adultos mayores, o también se puede contagiar al adherirse a las superficies o a través de las heces humanas. Puede ser más contagioso y propagarse más fácilmente de persona a persona. O podría ser más mortal. O, peor aún, podría ser más mortal y contagioso.

Para afrontar tales desafíos, es esencial una gestión integral en salud basada en el desarrollo de modelos efectivos de gestión en salud desde una identidad de salud colectiva, en diálogo con las ciencias biomédicas básicas y clínicas, así como con las ciencias sociales, económicas, ambientales y científicas. La política y la demografía son los retos actuales y futuros de nuestra sociedad. Por lo tanto, las competencias y habilidades de gestión del sistema de salud son esenciales para garantizar el crecimiento y la eficiencia continuos. Un profesional de la salud puede ser muy experto en su campo, pero al mismo tiempo puede carecer de experiencia y formación específica en administración, o ser un experto en este campo y no conocer los problemas de salud pública. La administración no puede ser igual para todas las industrias, en particular cuando se trata de instituciones de salud.

Actualmente, la demanda de las personas para la atención médica es muy importante. Este fenómeno no es algo nuevo, pero con el tiempo, el número y la complejidad se vuelven obvios, lo que refleja un dilema a largo plazo de las instituciones y los profesionales de la salud. Los sistemas de salud deben diseñarse para satisfacer las necesidades de servicio y las funciones sociales resultantes. Un sistema de salud es una relación bien conectada entre los recursos, las finanzas, la organización y la gestión para prestar atención adecuada y oportuna a los usuarios del sistema. Una administración eficaz será capaz de alcanzar las metas establecidas en los diversos programas de salud y así responder a las necesidades de la sociedad.

La prioridad del sistema de salud debe ser el desarrollo de la capacidad administrativa de los responsables de este. Por tanto, la gestión de los sistemas de salud requiere de un conjunto de conocimientos, habilidades, técnicas y competencias que formen un equilibrio armónico que prepare al gestor y le permita realizar una serie de acciones para alcanzar las metas trazadas en la solución de los problemas prioritarios. En la Gestión de la Salud; es necesario tener un conocimiento amplio e integral del sistema; por ello, su trabajo va más allá de la gestión de clínicas, hospitales, departamentos médicos o centros de salud, y en cualquiera de estos escenarios debe ser capaz de hacer frente a la planificación, ejecución, control, seguimiento y retroalimentación (PLECOSER), lo que requiere amplios conocimientos en el campo de la salud.

Un ámbito donde los puestos de dirección del sistema deben ser ocupados por profesionales capacitados para tomar decisiones complejas, al mismo tiempo que es muy difícil equilibrar las fluctuaciones de escala para lograr un equilibrio entre necesidades y recursos. Los gerentes a veces no tienen claro su rol y expectativas laborales; por lo tanto, la idea central es el deseo de posicionarse en una jerarquía sin entrenamiento, centrándose solo en la imagen o en la autoridad. El desarrollo profesional es la clave del éxito en la gestión sanitaria. Los administradores de atención médica deben tomar medidas para evaluar, desarrollar y perfeccionar las habilidades personales y profesionales esenciales para mantener su competencia.

La mayoría de los programas de capacitación se enfocan en la práctica clínica tradicional con énfasis en las enfermedades más importantes, pero los líderes institucionales enfrentarán el desafío de cambiar esta dinámica.
En el futuro, los administradores de atención médica deberán adoptar un enfoque que involucre más a los pacientes en el autocuidado; ofreciendo alternativas a la práctica actual. Lograr que personal interactúe con los pacientes sin acudir a consulta, evitando así la congestión y saturación de servicio al reducir la carga en el centro de atención.

Algunos autores han cuestionado quién debe administrar los servicios de salud. Paradójicamente, es persuasivo decir que un profesional de la salud no está calificado para dirigir, aunque es probable que cuente con la confianza y la cooperación de todo el personal y, por lo tanto, estará en una mejor posición para tomar decisiones.

Por otra parte, se menciona que los profesionales con preparación específica en administración no vinculados al área de la salud tienen destacadas gestiones al ejercer un cargo directivo en las instituciones prestadoras de salud. Sin delimitar esta polémica es claramente necesario capacitar a los trabajadores del sector en competencias administrativas con modelos validados para la intervención en el área de la salud para que de esta manera concurran de manera activa en la toma de decisiones.

Debemos comprender que la buena administración en el área de la salud no es una panacea que por sí sola vaya a resolver todos los problemas, pero si permitirá formar una organización con procesos eficientes, estableciendo una estructura analítica de marcada utilidad en la práctica de la atención en salud de las comunidades, centrada en la calidad y la humanización de los servicios prestados.

La implementación del modelo preventivo es un gran reto que se debe afrontar. El Dr. Adalberto Llinás en el 2010 planteó en un artículo de reflexión titulado la "Evaluación de la calidad de la atención en salud, un primer paso para la Reforma del Sistema"; enmarcada esta en la necesidad inmanente del derecho a la salud como un principio fundamental. Esta reflexión sugiere "la necesidad de generar modelos de calidad de atención centrados en el ser humano, priorizando la salud sin dejar de lado la cobertura" ... la creación de "un modelo de salud centrado en la calidad es un imperativo ético, que debe partir de la academia, con amplia participación ciudadana". Todo indica que esta reflexión podría convertirse en una realidad en Colombia y sin duda será un tema digno de ser explorado desde la academia.

En este documento, el grupo de investigadores de la facultad de nutrición y dietética de la Universidad del Atlántico plantean algunas líneas y conceptos para lograr ejecutar un modelo de gestión, que sin buscar ser excluyente ni exhaustivo establece unas bases sólidas para lograr la implementación de sistemas de salud centrados en el paciente, brindando una atención oportuna y eficiente con protocolos basados en la evidencia científica actual y con inversiones costo efectivas en la salud individual y colectiva, priorizando la prevención, la atención primaria así como la preparación para atender los problemas actuales de forma efectiva y que al mismo tiempo puedan dejarnos preparados para el futuro. El modelo lleva a desarrollar inversiones que incluyen el fortalecimiento de los centros de atención primaria, la inversión en laboratorios, la investigación, la protección del talento humano y la vigilancia epidemiológica.

La reforma a la salud presentada el 13 de febrero del 2023 por el gobierno nacional, en su Artículo 68 establece la necesidad de realizar cursos de actualización en administración hospitalaria cada dos años para los directores de instituciones de salud del estado. Colombia tiene una población próxima a 48,3 millones de habitantes según el Censo de 2018, de estos el 97% se encuentra en uno de los dos planes obligatorios de salud establecidos. En el régimen subsidiado se encuentra con un número de afiliados que supera los 23 millones de personas; el régimen contributivo alcanzó los 21 millones de afiliados y existe un estimado de 2,4 millones de personas ubicadas en los regímenes exceptuados (DANE).

Es necesario subrayar que la población colombiana se está envejeciendo aceleradamente y sostiene un sistema parecido al de los países miembros de la OCDE. La población adulta son la mayoría de las personas y con una alta posibilidad de contraer enfermedades no transmisibles, lo cual viene a demostrar una gran cantidad de consultas al año por persona. Esta población adulta padece de muchas patologías, que en la mayoría de los casos puede prevenirse, esto se manifiesta como un porcentaje mínimo, 10% de la población consume el 80% de los recursos para la salud.

Con referencia a la distribución, el crecimiento de la población que reside en las grandes ciudades pasa de forma acelerada. Entre 1985 y el 2014 ésta creció en un 13%, alcanzando el 76,3% de la población colombiana. Se estima que para el año 2050 el 85% de la población se encuentre residenciada en las más grandes ciudades de Colombia.

El perfil epidemiológico colombiano, muestra que la primera causa de mortalidad en la población adulta continúan siendo las enfermedades isquémicas del corazón a las que se les atribuye el 48,16% de las muertes, las enfermedades cardiovasculares, con el 29,69% son responsables de las muertes en personas adultas; las enfermedades cerebro-vasculares con el 24,07% y las complicaciones relacionadas con la hipertensión arterial y trastornos similares con el 9,97%; las neoplasias, y las causas externas se colocaron como segunda y tercera causa de muerte de la población general con un 17,42% y un 17.33% del total de la mortalidad respectivamente.

En los hombres, el cáncer del estómago es la primera causa de muerte por neoplasias, el tumor maligno de los órganos digestivos y del peritoneo, excepto estómago y colon son la segunda causa y la tercera causa de muerte se le atribuye al cáncer de próstata.

En las mujeres la principal causa de muerte por neoplasias pertenece al cáncer de los órganos digestivos y del peritoneo, a excepción del estómago y colón. En segundo lugar, se tienen los tumores malignos de otras localizaciones y de las no determinadas y en tercer lugar el cáncer de mama con pronósticos de constante incremento a través del tiempo.

Al estudiar las causas externas, se tiene que las muertes violentas se sitúan como la primera causa de mortalidad entre los hombres, con la siguiente distribución: homicidios vienen a ser el 53,43% de las muertes, accidentes de tránsito terrestre el 18,59%, y en el tercer lugar se tienen los suicidios. Mientras que la mortalidad por enfermedades transmisibles ha venido con una tendencia a la baja a lo largo del tiempo y en cambio las enfermedades respiratorias agudas representan el 48,21% de la mortalidad, e igualmente las muertes por VIH/SIDA han alcanzado un 17,79%.

A su vez, las enfermedades de alto costo como los eventos de suma importancia para la salud pública directamente relacionados con los de elevado factor económico, como la enfermedad renal crónica en fase terminal, con requisito de terapia para cambio o trasplante renal, asociado a hipertensión arterial, a diabetes mellitus o a ambas y cuyo suceso ha estado incrementándose en los últimos 5 años.

Además, la obesidad en las personas con edades que oscilan entre 18 y 64 años ha venido elevándose; su porcentaje para el año 2015 se encontraba en un 20% más alto que para el año 2010, al cambiar de 13,70 casos a 16,50 por cada 100 personas. Para esta población la obesidad se encuentra en un 75% más en el género femenino que en masculino, con una diferencia absoluta de 8,6 mujeres con mayor obesidad por cada 100; siendo un 19% mayor en la ciudad que en el campo, por último, puede presentarse en un 26% más en personas sin ninguna clase de educación, con relación a los de grado más elevado.

De otro lado, cerca del 82% de las muertes que se presentan en los niños menores a cinco años se observan antes del primer año de vida y suelen atribuirse a desórdenes congénitos, trastornos respiratorios y otras patologías que se presentan en la etapa perinatal, infecciones respiratorias agudas y sepsis bacteriana. Para los niños que se encuentran entre uno a cuatro años, las altas tasas de mortalidad se presentan por factores externos cuya incidencia ha estado en declive al pasar de 19,01 en el año de 2005 a 12,86 muertes por cada 100.000 para el año de 2015.

En la población de niños menores a cinco años sigue la mortalidad, pero en ascenso, debido a enfermedades como la diarreica aguda y respiratoria. Se continúa teniendo mortalidad por desnutrición donde el 80% de esta prevalencia se ubica en el 50% de la población con el mayor porcentaje de personas con las necesidades básicas insatisfechas. Existen fuertes diferencias previsibles y no deseables entre las diferentes regiones, departamentos y municipios, demostrando dificultades de falta de equidad en la salud.

Sumado a lo anterior, en los temas concernientes a modificaciones en las tablas epidemiológicas, las modificaciones en el ambiente sociocultural de Colombia están desarrollando al interior de la sociedad, es decir, en el seno de la familia variaciones y dificultades, al igual que recientes estructuras o tipos familiares. Para la segunda mitad del pasado siglo XX, se hizo característico un elevado aumento de las uniones maritales de hecho en las parejas, donde las separaciones familiares se han multiplicado de manera exponencial en los últimos 30 años. En esta misma condición, Colombia tiene el primer lugar de los países del mundo en donde los hijos son procreados de parejas sin uniones conyugales formales; y el 50% de las separaciones de las uniones tienen presente por lo menos dos uniones anteriores. Las prevalencias de estas actuaciones se equilibran en el carácter social de los hogares y por tanto las clases de familias que se erigen en la sociedad colombiana actualmente.

Así mismo, una situación de los hogares colombianos que se ha estado presentando hace unas décadas es el cambio de jefatura en los hogares, pasando del masculino al femenino. Para el año 2000, el 25% de los jefes de hogar estaba constituido por mujeres, para el 2005 se eleva al 28%, en tanto que para el año 2010 se incrementó a 30%. Para el año 2015 llegan a equivaler al 34%. Con ello, se demuestra la tendencia en alza cada día de la transferencia de jefatura en los hogares colombianos, en donde son las mujeres las que pasan a tener el mando. Este aumento se observa por igual tanto en las grandes ciudades como en las zonas rurales.

Otro de los temas de gran trascendencia para los países es el de la Salud Mental, con relación a esta materia, los colombianos por lo menos el 40.1% ha padecido en algún tiempo un trastorno mental, primordialmente de ansiedad, como consecuencia de la falta de soporte afectivo y por el uso de sustancias psicotrópicas. Donde se tiene que son las mujeres las más afectadas por mayores situaciones depresivas, a diferencia de los sucesos maníacos, donde el género masculino tiene la mayor inclinación; como efecto del conflicto, el 20% de la población manifiesta algún grado de depresión, 91% presenta sucesos de ansiedad y el 14 % tiene psicosis; sin ignorar que en el recorrido de los últimos 14 años se ha contabilizado una cifra de 3.700.381 personas y 846.655 familias desplazadas; como un producto de la violencia, es que debido ella se ha venido convirtiendo en un problema de salud pública, demostrando la exigencia perentoria de fortalecer los programas de prevención en salud mental y por ende los programas de gestión integral en el seno familiar.

Otro elemento de gran importancia para la sociedad colombiana según el informe publicado por la Asociación Colombiana de Protección del Menor Maltratado es el incremento explicativo de sucesos de violencia social, donde la violencia intrafamiliar tiende a ser la de mayor representación. Al interior de esta violencia intrafamiliar es posible establecer la violencia entre parejas, donde el género femenino es la víctima principal, seguida de la violencia infantil, mostrándose como un factor negativo para el normal desarrollo de la familia.

Resumiendo, Colombia se encuentra retrasada con relación a poder definir guías de atención primaria en salud, que puedan tornarse en pieza fundamental para el avance de nuevos enfoques de formación donde se tengan en consideración las nuevas tecnologías de la información y las comunicaciones que contribuyan a promover un enfoque holístico de la salud, integradora de las ramas biológicas, ambientales y sociales en que se desarrolla la vida, y ser capaces de robustecer la facultad de resolución en los primeros niveles de atención, así como el continúo e integral proceso de atención. Por tanto, el fortalecimiento de programas de medicina familiar y comunitaria, con un enfoque en atención primaria en salud y salud familiar, se presentan actualmente como una verdadera necesidad.

También cabe señalar que, para lograr un sistema de salud eficiente, no se debe ignorar la formación del talento humano. La necesidad de la educación a distancia, que se generalizó luego de la pandemia, nos lleva a un *Dèjá vu* en los días en que la enseñanza se realizaba vía radio nacional, pero es claro que el futuro de la educación en salud con un sistema presencial exclusivo tiene sus días contados. Ahora sabemos que las aulas que fomentan la discusión y el diálogo entre los estudiantes, así como la colaboración, activan mejor la neuroplasticidad y conducen a mejores resultados de aprendizaje, por lo que el uso de la virtualidad puede conducir a una mayor participación docente-alumno. Un emparejamiento para una interacción óptima en un compartir de conocimientos.

Esperamos que este libro contribuya a una visión holística del proceso de formación académica, entendiendo que la formación produce conocimiento, pero también debe contribuir a la formación de mejores personas.

Aporte de los Estudiantes de Administración General en Salud a este Capítulo

"Un Nuevo Desafío" es un análisis crítico y comentario sobre los desafíos en el sistema de salud en Colombia y cómo abordarlos en el futuro. El texto abarca una amplia gama de temas relacionados con la gestión de la salud y ofrece una visión completa de los problemas y oportunidades en este campo. A continuación, se presentan algunos puntos clave:

• La pandemia como punto de inflexión: El texto comienza destacando cómo la pandemia de COVID-19 cambió radicalmente la vida de las personas y resalta la necesidad de prepararse para futuros eventos epidemiológicos. Este enfoque en la preparación para crisis de salud es fundamental y muestra una conciencia de la importancia de la planificación y la gestión de la salud.

• La gestión integral en salud: Se enfatiza la importancia de una gestión efectiva y multidisciplinaria en el sistema de salud, que abarque no solo aspectos médicos sino también sociales, económicos y ambientales. Esto refleja una comprensión profunda de la complejidad del sistema de salud y la necesidad de abordar los problemas desde múltiples perspectivas.

• Formación de profesionales de la salud: Se menciona la necesidad de capacitar a los profesionales de la salud en habilidades de gestión, lo que es esencial para garantizar un sistema de salud eficiente. La formación no debe limitarse solo a la práctica clínica, sino que también debe incluir aspectos de administración y gestión.

• Importancia de la buena administración en salud: Se destaca que la administración eficaz no resolverá todos los problemas de salud, pero puede contribuir a procesos eficientes y atención de calidad centrada en el paciente.

• Problemas de salud específicos en Colombia: El texto presenta datos relevantes sobre la situación de la salud en Colombia, incluyendo el envejecimiento de la población, las enfermedades crónicas, las altas tasas de mortalidad por enfermedades cardiovasculares y las disparidades regionales en la atención médica. Estos problemas son fundamentales para comprender los desafíos que enfrenta el sistema de salud colombiano.

• Modelo preventivo y atención centrada en el paciente: Se menciona la necesidad de adoptar un enfoque más preventivo en la atención médica y de involucrar a los pacientes en el autocuidado. Se busca reducir la congestión en los centros de atención.

• Salud mental y violencia: Se resalta la importancia de abordar los problemas de salud mental y la violencia, que son preocupaciones significativas en Colombia. Esto refleja una comprensión de que la salud no se limita solo a aspectos físicos, sino que también incluye aspectos mentales y sociales.

• Educación en salud: El texto plantea la necesidad de adaptar la educación en salud a los cambios tecnológicos y la importancia de la educación a distancia. También se enfatiza la importancia de fomentar la discusión y la colaboración entre estudiantes para un aprendizaje efectivo.

En general, "Un Nuevo Desafío" ofrece un análisis completo de la situación de la salud en Colombia y plantea soluciones y enfoques clave para abordar los desafíos futuros. Destaca la importancia de una gestión efectiva, la formación de profesionales de la salud en habilidades de gestión y la atención a problemas de salud específicos en la sociedad colombiana. Además, reconoce la necesidad de adaptarse a los cambios tecnológicos en la educación en salud para formar profesionales más competentes y completos.

Cuestionario

d. ¿Cuál es uno de los principales desafíos de salud en Colombia mencionados en el documento?

a) Falta de acceso a la atención médica
b) Aumento de la obesidad
c) Escasez de profesionales de la salud
d) Baja calidad de los servicios de salud
Respuesta: b) Aumento de la obesidad

2. ¿Qué se menciona como una necesidad en la formación académica en el campo de la salud?

a) Fortalecer los programas de salud mental
b) Mejorar la atención primaria en salud
c) Capacitar a los profesionales en administración
d) Implementar un modelo de atención centrada en el paciente
Respuesta: c) Capacitar a los profesionales en administración

3. ¿Cuál es una de las deficiencias del documento mencionadas en la crítica?

a) Falta de datos actualizados
b) Ausencia de recomendaciones específicas
c) Poca profundización en la educación a distancia
d) Falta de discusión sobre equidad en la salud
Respuesta: b) Ausencia de recomendaciones específicas

4. ¿Cuál es uno de los impactos de la pandemia mencionados en el documento?

a) Aumento de la violencia intrafamiliar
b) Escasez de recursos en el sistema de salud

c) Mayor demanda de atención médica

d) Disminución de la obesidad en la población

Respuesta: c) Mayor demanda de atención médica

5. ¿Cuál es una de las competencias y habilidades de gestión del sistema de salud mencionadas en el documento?

a) Conocimiento de las ciencias biomédicas básicas y clínicas

b) Experiencia en administración de instituciones de salud

c) Capacidad para resolver problemas sociales

d) Comprensión de los retos demográficos y políticos

Respuesta: d) Comprensión de los retos demográficos y políticos

Preguntas Abiertas

1. ¿Qué desafíos específicos enfrenta la gestión de sistemas de salud según lo expresado en el texto?

2. ¿Cómo se menciona que la violencia intrafamiliar y la salud mental están relacionadas?

3. ¿Crees que nuestro sistema actual en salud está preparado para una pandemia o crisis epidemiológica?

4. ¿Cuál es la idea principal que se destaca sobre la pandemia de COVID-19 y su impacto en la gestión de la salud?

5. ¿Cuál es el mensaje final del texto en relación con la formación académica en salud?

Capítulo 2
Modelo Formativo de Compartir Conocimiento: Construyendo el
Contexto de un Nuevo Escenario Pos Pandemia

La naturaleza nos ha dado las semillas
del conocimiento, no el conocimiento mismo.
Séneca

El proceso educativo es parte de nuestro mundo. Las personas deciden integrarlos y cambiarlos cuando se sienten frustrados. La filosofía de la educación permite obtener la orientación teórica necesaria para no perderse en el proceso de aprendizaje. La educación para la salud no puede suceder espontáneamente; requiere una serie de influencias educativas organizadas y dirigidas, centradas en el modelo de persona que se forma. Iniciaremos revisando el progreso históricamente significativo en la educación para la salud que ha sido sacudido durante la reciente pandemia causada por el virus SARS Cov 2. Luego de que surgieron las evidencias de la amenaza que representaban estos virus, la educación aceleró el desarrollo de la ciencia a etapas exponenciales con el fin de adquirir los conocimientos necesarios para desarrollar vacunas contra ellos.

La formación de los profesionales de la salud, en su desarrollo, ha preservado en gran medida lo dispuesto por el Informe Flexner de 1910 y la Declaración de Edimburgo II de 1993, creando las condiciones y directrices necesarias para la formación óptima de los futuros profesionales.

En el modelo tradicional de enseñanza flexnerista con epistemología positivista, la formación de pregrado en las profesiones de la salud se caracteriza por un aprendizaje con un ciclo troncal con énfasis en los contenidos donde los estudiantes aprenden diversas materias dentro de las ciencias básicas, para luego desarrollar el ciclo de temas clínicos a partir de la semiótica, combinando con los conceptos de investigación.

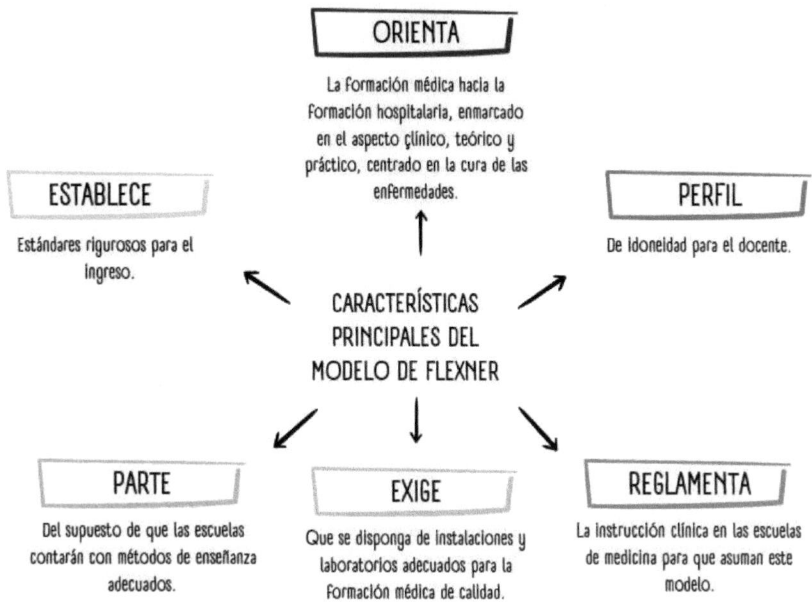

Figura 1. Principales características del modelo flexneriano

Las innovaciones en los currículums actuales se encuentran enmarcados en brindar mayor flexibilidad, fortaleciendo las competencias investigativas, y la virtualidad. El adjetivo flexneriano que se acuñó para los programas de formación médica con una clara división entre la fase inicial del programa o disciplina central, el segundo ciclo dedicado a la investigación continua y el desarrollo de capacidades, y la investigación; este modelo ampliamente utilizado por la mayoría de las escuelas de medicina en América Latina. Sin embargo, en el siempre cambiante mundo de la educación, donde la tecnología y la innovación son siempre protagonistas, estamos experimentando un renacimiento del aprendizaje basado en proyectos, un enfoque que tiene el potencial de cambiar la forma en que pensamos sobre el aprendizaje, donde los estudiantes son creadores activos del proceso del aprendizaje y el conocimiento, no sólo sus promotores. Piense fuera de lo común y encuentre soluciones creativas a los problemas que surjan, hace parte del reto del compartir conocimiento.

Algunos investigadores, con los que coincidimos plenamente, han analizado la situación actual y han concluido que, teniendo en cuenta el cambio de prácticas en el campo de la salud, los estudiantes deben profundizar sus conocimientos en humanidades, administración, epidemiología clínica, ciencias exactas, tecnologías de la información y la comunicación. Buscando que los métodos de formación puedan extenderse desde las aulas universitarias y hospitalarias a la comunidad local.

Actualmente los cambios en la ciencia avanzan aceleradamente con las tendencias y nuevas necesidades de salud. Esto plantea la posibilidad de contribuir al campo más completo de la salud, donde el conocimiento debe integrarse a la cultura, ya que con el tiempo lo que llamamos Homo Sapiens se convierte en lo que creemos. Los supuestos anteriores son parte de los nuevos desafíos que se deben considerar como desarrolladores de los actuales programas de investigación en salud.

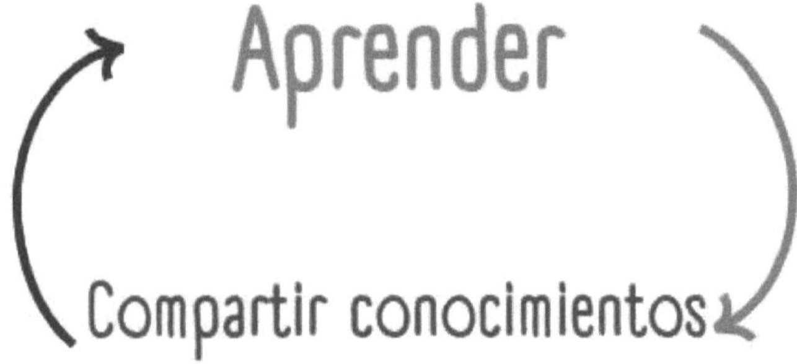

Figura 2. Ciclo del aprendizaje en las ciencias de la salud

El desarrollo de currículos con un mayor énfasis en los estudios de laboratorio de las ciencias básicas; el fortalecimiento de los convenios Docencia-Servicio de las instituciones prestadoras de salud con universidades, la utilización de las nuevas herramientas tecnológicas de comunicación ha permitido mayores oportunidades para la formación de nuevos profesionales de la salud.

Desde que Flexner presentó su propuesta hasta hoy, muchos cambios en la práctica médica han llevado a la necesidad de proponer una revisión exhaustiva de los programas de formación de los profesionales de la salud, centrándose en el desarrollo esperado que deben tener los profesionales en esta nueva sociedad del conocimiento.

Los programas de formación han acogido conceptos de los investigadores Jean Piaget y Lev. Semenovich Vygotsky; estos   sugieren el desarrollo de nuevas e innovadoras estrategias didácticas, todas pertinentes al contexto profesional; los estudiantes deben estar capacitados para analizar diversas situaciones a su alrededor, siendo capaces de implementar soluciones factibles, prácticas, lógicas y concretas. Es posible considerar la gran influencia en el campo de la salud, la cual ha sido estudiada y analizada a profundidad por diferentes autores en el transcurso de las últimas décadas.

Muchos investigadores han subrayado la gran influencia al establecer que: Al interior del universo positivista del flexnerianismo existe una ecuación bien delineada que se reflejó y moldeó, la cual se impuso en el mundo a lo largo del tiempo: donde la calidad de la formación de los profesionales de la salud es igual a la capacidad de dominar y aplicar de forma correcta los principios que se tienen en las disciplinas biológicas y de la clínica sanitaria. Sin duda, la educación para la salud sigue girando en torno a los supuestos cognitivos de Flexner y cualquier intento de cambiar los planes de estudio implementados por las academias comienza con el reconocimiento de sus principios. Un ejemplo típico es la oferta de una estructura de cursos basada no solo en disciplinas científicas, sino también en grandes e importantes temas de salud, e incluso cursos basados en la formación en diferentes escenarios. Estas propuestas de desarrollo curricular quedan claramente enmarcadas dentro de la hegemonía postulada por Flexner.

Algunas instituciones académicas han establecido la formación profesional desde el pregrado en el ciclo clínico hasta el posgrado en las especialidades médicas y quirúrgicas; empleando el método de Aprendizaje Basado en Problemas, en el cual se desarrolla un proceso de análisis reflexivo del estudiante para dar soluciones a cada caso clínico, lo que le permite el desarrollo del juicio clínico como una parte de las competencias profesionales (genéricas y específicas) que se ampliarán semestralmente.

La estrategia pedagógica basada en la resolución de problemas como el modelo educativo a seguir, existiendo en la actualidad, tanto en McMaster como en Harvard, con la implantación de programas para capacitar a los tutores para poder emplear esta estrategia en una selección de casos ya documentados. Uno de los argumentos de este modelo está en lograr orientar los casos clínicos integrando las ciencias básicas y clínicas. Como toda propuesta nueva que busca acabar con la manera de entender los procesos educativos, la enseñanza enfocada en el aprendizaje basado en problemas se considera como un paso adecuado con relación al antiguo esquema de enseñanza de conocimientos de parte del docente hacia el estudiante.

Nuevos modelos innovadores como el de La Facultad de Medicina de la Universitat Autònoma de Barcelona (UAB) ha impulsado la enseñanza de las ciencias de la salud, con un modelo integrador que aglutina los estudios de medicina, áreas de la salud y fisioterapia en un mismo contexto educativo.

Es tal el impacto que ha alcanzado la inclusión de la informática y las tecnologías al interior del proceso educativo que se han establecido programas de medicina y especialidades médicas con currículos pasando del aprendizaje presencial al virtual.

La Universidad de New York ha creado un currículo de índole multidisciplinario donde se hacen capacitaciones para los futuros egresados en áreas de informática como son los talleres de habilidades en el computador, caracterizar los recursos en informática, apoyo en la creación de estrategias de investigación basadas en la evidencia, entre otras destrezas. Por su parte, la Universidad de Medicina de Carolina del Sur integra el aprendizaje en ciencias informáticas y tecnología de computadores dentro de un curso obligatorio en los primeros semestres.

La formación de los profesionales de las ciencias de la salud debe traducirse en una cualificación de especialista clave y autónoma que demuestre en la práctica una competencia profesional transversal y específica. Al otorgar el título académico, la universidad certifica o reconoce la competencia de los egresados, la cual no debe poner en peligro a los pacientes, a la sociedad ni a ninguno de sus miembros.

Tabla 1. Nueva propuesta de asignaturas para medicina, enfermería y fisioterapia

Medicina					
Curso	**Sem.**	**Asignatura**	**Carácter**	**ECTS**	**Materia**
1	1	Introducción a las ciencias de la salud	FB	6	Propedéutica de las ciencias de la salud
		Biología celular	FB	6	Biología
	Anual	Anatomía humana I	FB	9	Anatomía humana
		Biofísica	FB	7	Física
		Bioestadística	FB	6	Estadística

		Bioquímica y biología molecular humana	FB	12	Bioquímica
2	1	Psicología médica	FB	6	Psicología
		Fisiología médica I	FB	8	Fisiología
	2	Fisiología médica II	FB	8	Fisiología
	Anual	Estructura microscópica de aparatos y sistemas	FB	6	Histología
		Anatomía humana II	FB	9	Anatomía humana
Total formación básica				**83**	

Enfermería

		Estructura del cuerpo humano	FB	6	Anatomía humana
1	1	Ciencias psicosociales	FB	6	Psicología
		Función del cuerpo humano I	FB	6	Fisiología
		Metodología científica y bioestadística	FB	6	Estadística
		Cultura, sociedad y salud	FB	6	Sociología
	2	Comunicación y TIC	FB	6	Comunicación
		Función del cuerpo humano II	FB	6	Fisiología
		Nutrición	FB	6	Nutrición
Total formación básica				**66**	

Fisioterapia

		Anatomía humana I	FB	6	Anatomía humana
1	1	Bases biológicas del cuerpo humano	FB	9	Fisiología
		Biofísica y biomecánica	FB	6	Biofísica
		Metodología científica y bioestadística	FB	6	Estadística

			FB	9	Fisiología
		Función del cuerpo humano	FB	9	Fisiología
	2	Anatomía humana	FB	6	Anatomía humana
		Psicología humana	FB	6	Psicología
2	1	Conceptos clínicos patológicos. Técnicas de diagnóstico	FB	6	Patología humana
	2	Patología medicoquirúrgica	FB	6	Patología humana
Total formación básica				**60**	

Fuente: Un modelo de aprendizaje multiprofesional en ciencias de la salud: innovación docente como respuesta a las necesidades emergentes de nuestra sociedad

En la Tabla 1 se presentan las asignaturas de formación básica de los tres grados. Se muestran en cursiva todas aquellas asignaturas susceptibles de poder permitir una docencia compartida, sea total o parcialmente, entre los variados perfiles de estudiantes de la facultad, con base a la disponibilidad de los docentes, la respuesta brindada por los propios estudiantes, la evaluación periódica y los resultados obtenidos en el proceso de aprendizaje.

El compartir conocimientos se convierte en una herramienta pedagógica eficiente que facilita la adecuada formulación del aprendizaje.

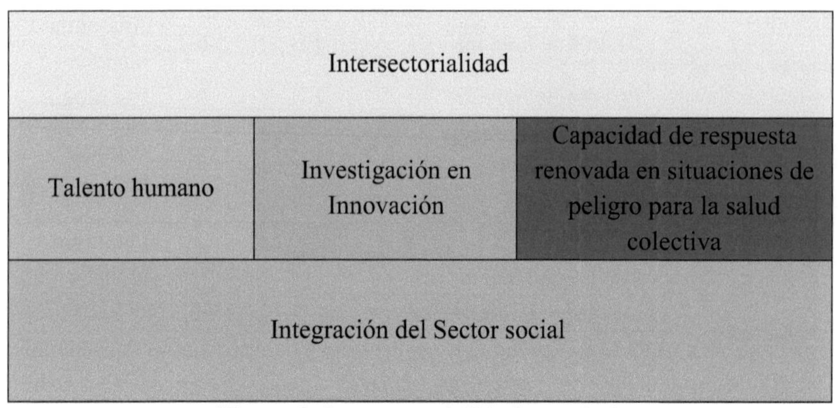

Figura 3. Intersectorialidad en salud

La Figura No.3 nos integra la visión de la educación interprofesional para intervenir en la salud colectiva desde el concepto de los determinantes sociales.

No podemos terminar de comprender sobre la formación de los nuevos profesionales de la salud sin la evaluación de los sistemas locales de salud. Con la aparición del SARS Cov 2, la salud internacional ha dado paso hacia una salud mundial, esto conduce a un profundo cambio de perspectiva. Los estados y las instituciones ya no pueden ver la salud como un tema delimitado por fronteras nacionales, tal como sucedió en el pasado. De hecho, la salud mundial se ha vuelto tan importante que preocupa cada vez más a los activistas de la sociedad civil, como lo demuestra el claro impacto en las políticas públicas y los patrones de gasto en varios países.

El gran aumento del contacto a través de las fronteras nacionales, desde los viajes hasta el comercio, ha facilitado la propagación de enfermedades infecciosas de un país a otro y ha creado un entendimiento amplio y completo de que las enfermedades infecciosas no conocen fronteras. Por otro lado, el desarrollo de la comunicación electrónica ha facilitado el conocimiento de estos cambios.

Las amenazas a la salud más recientes, como la viruela del simio, el virus Mòjiāng, el virus Langya, son mundiales, y han contribuido en gran medida a concientizar que los asuntos relacionados con la salud ya concierne a la sociedad, no solo a los trabajadores de la *salud*.

La salud mundial se ha convertido, ciertamente, en una preocupación de todos: los responsables de la elaboración de políticas, financistas, diplomáticos, un amplio abanico de proveedores de servicios de salud, activistas, grupos de la sociedad civil, y ciudadanos de todo el mundo.

Los actores no estatales se han vuelto cada vez más necesarios y la generación de alianzas mundiales de salud las ha convertido en un aspecto importante a nivel internacional. Si bien estas alianzas se crearon para hacer que la ayuda en salud dirigida sea más eficaz, sus mandatos superpuestos y poco claros, así como su tendencia a centrarse mucho en los problemas, han dificultado la canalización de donantes a los países receptores y la gestión de la ayuda exterior.

La mayoría de los países carecen de programas específicos; programas nacionales de investigación que financien a los mejores científicos. Con un liderazgo visible y la aceptación de todas las principales iniciativas pandémicas, es necesario monitorear su progreso, probar ideas, implementar las más exitosas y asegurarnos que se conviertan en productos que puedan desarrollarse rápidamente. Sin una planificación adecuada, cuando ocurra el próximo gran brote, los gobiernos reaccionarán, y será demasiado tarde porque tendremos que intentar planificar mientras la pandemia ya se está propagando, que no es la forma adecuada para lograr proteger a la comunidad.

Las estrategias de intervención para brotes o incidentes de salud pública deben ser tan claras y rigurosas como las mejores estrategias militares del mundo. El panorama mundial de la atención médica se rige cada vez más por asociaciones público-privadas. Es así como, El exsecretario general de la ONU, Kofi Annan, lanzó la Iniciativa de Salud Global en el Foro Económico Mundial en 2002 para involucrar a las empresas en asociaciones público-privadas para luchar contra el VIH/SIDA, la malaria, la tuberculosis y mejorar los sistemas de salud. La importancia de Fundaciones como la de Bill y Melinda Gates para la salud mundial que es ahora uno de los mayores inversores, habiendo comprometido casi $ 10 mil millones para la ayuda de salud global. La UNITAID un mecanismo internacional para la adquisición de medicamentos para el tratamiento del VIH/SIDA, la tuberculosis y la malaria. Son muchas las organizaciones que realizan esfuerzos que deben ser articulados e integrados para una mejor respuesta a los retos cada vez mayores en la salud pública mundial.

De los gobiernos nacionales, debemos resaltar los esfuerzos de los Estados Unidos que anteriormente operaban principalmente a través de la Agencia de los Estados Unidos para el Desarrollo Internacional (USAID), ahora hay una amplia gama de agencias que desempeñan un papel importante en la salud mundial: Los Institutos Nacionales de Salud, que patrocinan investigación y desarrollo. Oportunidades de investigación; Centros para el Control y la Prevención de Enfermedades con programas de vigilancia de la salud y cooperación técnica en muchos países. La creciente importancia de la salud en la política exterior de los Estados Unidos se refleja en la creación de una oficina especial de asuntos de salud internacional en el Departamento de Estado.

Luego de la pandemia por el coronavirus, muchos observadores consideran el liderazgo de la OMS como ineficaz y débil, a pesar de que en su constitución se le dio el mandato de actuar como la autoridad que orientara y coordinara la salud internacional. Sin embargo, simultáneamente, los programas mundiales y las alianzas entre el sector público y el sector privado han adquirido gran importancia en el compromiso general con la salud mundial.

La creación de un equipo mundial de respuesta y movilización ante epidemias (GERM) ligado a la OMS y con una dotación de 3.000 expertos en epidemiología, sistemas de datos, genética, medicamentos y hasta logística es un imperativo social para preservar la salud del planeta cada vez más Inter conectado. Lograr contener el brote de un virus en los primeros 100 días tras su aparición es el principal reto abocados a afrontar; entendemos que los brotes no son evitables, las pandemias si lo son. Esto con la ayuda de una base de datos a la que tengan acceso científicos e innovadores, con el fin de identificar brotes, analizar la gravedad de la situación, tomar medidas y trabajar en el estudio y producción de pruebas, tratamientos y nuevas vacunas.

Es por esto, que los nuevos avances de las tecnologías y su implementación en casi todas las áreas de la formación de profesionales de la salud del mundo son una herramienta eficaz e indispensable para el adecuado desarrollo de los procesos de generación y administración, realizando modelos eficaces de compartir conocimiento, que desarrollen intervenciones oportunas en la salud individual y colectiva.

Con respecto a la Visión internacional y nacional sobre los desafíos y las oportunidades del cambio del modelo de atención y su relación con los procesos de organización de los equipos interdisciplinarios y la apertura de nuevos escenarios (territorios-escuela). Es claro que nos encontramos inmersos en un proceso dinámico que busca el avance a la salud universal con foco en la equidad en un marco de derecho.

El Estado como autoridad sanitaria persigue una mayor cohesión social, necesaria para mejores resultados cuando fortalece sus capacidades de gobierno en las funciones esenciales en la salud pública cuando amplia el frente de responsabilidades con los actores nacionales.

El modelo de atención basado en Atención Primaria en Salud con la organización de equipos con territorios y población asignada es un principio base para la garantía del acceso a salud.

**Formación de Profesionales de Salud: Retos de las Instituciones de
Educación Superior Frente a la Atención Integral**

> **Los saberes no son definitivos,
> también es posible pensar que la universidad
> no es el centro del saber absoluto
> Arnaldo Guédez**

Los profesionales de la salud tienen, inherentemente, múltiples funciones que comprenden complejas situaciones por resolver, tanto de cara al paciente, como a su familia, la organización para la que trabaja, los profesionales de salud en las instituciones prestadoras de salud, por ello desde la formación, los estudiantes demandan poseer conocimientos administrativos para la toma de decisiones que les permitan dirigir acciones en pro del bienestar del usuario y de la organización cuando sean profesionales. Por lo general, se ha configurado la experiencia en el quehacer de los profesionales de salud, su labor como el principal factor de generación de este tipo de conocimiento, aprendiendo a tratar pacientes, familiares y a desempeñarse dentro de las diferentes instancias de interacción en las instituciones de salud.

A pesar de su relevancia, uno de los grandes desafíos de los sistemas de salud es la generación y continuidad de las aptitudes de los profesionales de salud, y, para sobrellevarlo es importante que los programas formativos estén acordes con las tendencias nacionales e internacionales, tanto en aspectos pedagógicos como en conocimientos gerenciales y de salud de los procesos de educación como vía que permite dar solución a los problemas a que se enfrentan a diario (Dandicourt, 2016); por lo tanto, se considera relevante, necesario y pertinente formar y evaluar a los estudiantes de áreas de la salud desde el logro de los desempeños esperados, revisando sus actividades y resultados (Trincado y Fernández,1995).

Es así, que se entiende que el ejercicio del profesional de salud no implica solo desarrollar actividades directas de atención, técnicas e instrumentales, se trata de la puesta en marcha de varias funciones sociales, institucionales y en salud, para las cuales se debe poner en práctica una amalgama de conocimientos, aplicando el método científico a los problemas prácticos frente a la realidad del cuidado. En virtud de ello, el propósito de la formación es preparar profesionales con principios éticos, perspectiva humanista, sentido de responsabilidad social conocimientos, competencias y habilidades para dirigir servicios sanitarios aplicando gestión y liderazgo y, dentro de ello, la gestión para dirigir servicios de atención implica planificación, organización, evaluación y control. Por ello, los planes de estudios de la carrera deben incluir, además de las áreas disciplinares, de humanidades, investigación, ciencias básicas, conocimiento gerencial-administrativo como conocimientos esenciales en los nuevos tiempos (Barbera et al., 2015).

Barbera et al. (2015) ponen de manifiesto que la evolución científica, el aumento de las exigencias de los usuarios y el incremento en atención de pacientes llevan a considerar como indispensable, para el ejercicio de los profesionales de salud, que las instituciones educativas puedan generar propuestas que vinculen tanto modelos teóricos, como las actividades prácticas. Así, desde la perspectiva de los autores, se podrán desarrollar las habilidades y competencias requeridas por los cargos en esta área. Por ello, se debe establecer una línea de relación entre las habilidades técnicas y personales, las capacidades y los resultados de aprendizajes de los profesionales de salud desde el área administrativa/gerencial.

Cabe destacar que, a nivel mundial, los profesionales de salud como médicos, enfermeras, fisioterapeutas, nutricionistas entre otros, se ha visto afectada desde los cambios legislativos, los cuales inciden de forma directa en las competencias y perfiles que deben tener esta profesión. En Europa, por ejemplo, se han venido estudiando propuestas legislativas para la convergencia de los planes de estudios, involucrando cada vez más el pensamiento crítico como una importante competencia. Se sustentan estas revisiones en la consideración de que los cuidados de atención para los profesionales de salud deben cimentarse sobre competencias encaminadas a la eficiencia (Clavijo et al., 2016).

Además de esto, Bautista-Espinel et al. (2017) resaltan que el ejercicio de las áreas de la salud demanda de un patrón de conocimiento distintivo dentro del equipo de salud. Y estos patrones, o modelos, son necesarios para el discernimiento y la pericia profesional, los cuales deben enunciarse, y aprenderse, en forma integral para gestionar las intervenciones del caso. Con ello, se hace necesario saber coordinar, planificar, organizar y ejecutar acciones de forma interdisciplinar para liderar y gestionar el cuidado de las personas.

Así, la educación de los profesionales de salud como es por ejemplo las áreas de la salud se debe fundamentar en la excelencia y el liderazgo. En este sentido Guerrero-Núñez y Cid-Henríquez (2015) consideran que este proceso se percibe como una acción que se orienta a dirigir, gestionar, y desarrollar actividades para controlar en diferentes ámbitos de las acciones habituales, tomando en cuenta las características que los determinan; paso notable para la obtención de respuestas desde el escenario hospitalario, contextualizando la emergencia en apoyo a la gestión de los servicios en situación crítica.

Cabe destacar que la práctica de los estudiantes de salud puede fortalecer los conocimientos teóricos, gestionando que el avance autónomo del trabajo manifieste el crecimiento y consolidación de la capacidad jurídica para apoyar la labor del profesional. Estas habilidades provienen de las acciones generadas por la gestión, ejecución, diagnóstico y tratamiento médico de las áreas de la salud, avalando que los pacientes reciban la mejor gestión de los recursos de ayuda.

Adicionalmente, es de opinión de Betancourt-Gonzales (2020) que las universidades con programas de salud, especialmente, deben garantizar una formación integral en la que los profesionales puedan utilizar el conocimiento para tomar decisiones sobre la atención del paciente, tener en cuenta sus preferencias y valores e incorporar la experiencia en su quehacer.

Para las autoras, como para Soto-Fuentes et al. (2014), para obtener una apropiada práctica del trabajo integral en profesionales de salud, los estudiantes deben ampliar sus habilidades interpersonales durante la formación universitaria, lo que les permitirá trabajar de manera interdisciplinar para brindar la mejor atención integral a las personas en los servicios sanitarios. Así, se busca brindar a los estudiantes escenarios de prácticas que permitan la interacción y la comunicación asertiva con el fin de proponer solución eficiente a los problemas presentados.

Por lo tanto, las nuevas tendencias educativas requieren que se incorpore, desde el currículo, competencias que desarrollen el profesionalismo. Con ello, se busca que puedan afrontar los cambios en las organizaciones a fin de dar respuesta a las demandas de los pacientes, fortaleciendo sus habilidades y destrezas, manteniendo una comunicación idónea y efectiva y fundamentando la gestión del proceso bajo normativa, pero también bajo los principios éticos propios, de la atención integral (Bustamante García, 2021).
Es de válida precisión que las características de formación de los profesionales juegan un rol importante para determinar las competencias y desempeños laborales. Por ello, se hace necesario transitar de los procesos formativos de saberes desintegrados, inconexos y/o fragmentados en los espacios curriculares al desarrollo de habilidades y destrezas blandas y duras en comunicación, solución de conflictos y liderazgo (Soto-Fuentes e tal., 2014), tipologías que son necesarias para una adecuada gestión administrativa en los servicios de salud. Los contenidos curriculares de los programas de salud deben abordar de forma integral todos aquellos elementos que requiere la formación de estos profesionales, con miras a la búsqueda de resultados coordinados en función del contenido de la asignatura. Lo anterior debe contribuir al provecho de los programas, generando nuevos saberes, de tal manera que pueda alinearse con algunos de los efectos de aprendizaje esperados tras el grado.

La academia tiene una alta responsabilidad social frente a la formación de los profesionales de salud desde una postura holística, de tal manera que puedan responder a todas aquellas necesidades de gestión administrativa en las instituciones prestadoras de salud.

Según Valenzuela (2016), en los espacios de servicio o práctica profesional, los estudiantes pueden, y deben, tener la posibilidad individual o grupal, de caracterizar, inspeccionar y considerar al paciente dentro un ambiente en el que converjan acciones de cuidado, fomentando mejoras en la condición de salud de quienes atiende. A su vez, debe asumirse que en función de la globalización, se han presentado cambios en diferentes contextos, respecto a forjar la prestación en salud, tales como: la existencia de una problemática en la economía mundial, el auge de la tecnología, la concepción y responsabilidades del Estado, una arraigada diferencia entre los escenarios públicos y privado, además la prevalencia de una alta competencia de los sectores económicos y sociales por ser favorecidos con la gestión de los recursos económicos (Feo, 2003). Otro aspecto de relevancia son las exigencias de los pacientes a los cuidadores de la salud, requiriendo de profesionales competentes, con habilidades y destrezas, resolutivas, líderes en la gestión del cuidado, de los procesos de cambio y de reformas políticas en pro del bienestar de la salud pública, así como de su profesión (Paravic, 2010).

En principio, los programas académicos para la formación de profesionales de salud deben vigilar que la formación de estos profesionales esté respaldada por altas competencias que puedan brindar en el cuidado de la salud. Ello debe sustentarse bajo la gestión de planificar, organizar procesos, generar planes de motivación para los practicantes, así como de establecer los controles que activen los protocolos de Provisión de atención y cuidados adecuados, seguros e integrales. Con ello, se busca asegurar que la atención prestada sea la esperada. En este contexto han de tomarse en cuenta el proceso de la atención apoyado en estrategias alineadas a la obtención del beneficio, tal y como es la atención de salud con calidad (De Arco-Canoles & Suárez-Calle, 2018).

Según Milos et al., (2010) como Ceballos-Vásquez et al., (2015) en este caso, se refieren a la formación de la enfermera, la cual tiene responsabilidad de gerencia, no solo en los recursos económicos de los servicios que lidera, sino también en referencia al aspecto humano y estructural. Este último aspecto se orienta a brindar un excelente cuidado, adquiriendo responsabilidades jurídicas. Lo anterior implica asumir la autonomía experta, como una acción determinada y diferente a otras demás profesiones en el área de salud, para lo cual existen funciones que solo son de su responsabilidad, siendo indelegables. En este contexto, se demanda contar con discernimiento profesional, gestado con y para un contexto planificado que involucra diferentes tareas alineadas al cumplimiento de los objetivos, es decir, a su ejecución. Ello debe dar respuesta a las necesidades de un planificar, organizar y ejecutar el trabajo interdisciplinar para lograr una atención integral en salud, dentro del equipo de salud, tienen la responsabilidad de liderar proceso y velar por el buen manejo de recursos e insumos para la atención de los pacientes.

Por lo tanto, las Instituciones de Educación Superior (IES) deben velar por que el estudiante de profesiones de salud adquiera las competencias de formación desde los diferentes enfoques, con el fin de contar con un profesional que conoce, anticipa y promueve las nuevas tendencias de atención en salud: actualización de conocimiento y práctica que, a nivel global, profesionales líderes de los servicios de salud, que sean garante de todos los recursos tanto económicos como demás que faciliten una atención integral, que velen por el buen manejo de recursos que den sostenibilidad al sistema de salud. Y, en ello, resaltan González-Esteban et al. (2016), crear relaciones motivacionales es indispensable.

En opinión de Pat et al. (2021), existen diversos estudios que indican que la formación del recurso humano en salud requiere alejarse de los modelos rígidos y jerarquizados, propendiendo por nuevas estructuras de liderazgo, las cuales se conciban maleables y abiertas, permitiendo abrir espacios combinados para el discernimiento. En este aspecto, el profesional de salud se apropia de conocimientos de la ciencia, ocupando un sitio en el contexto del método general de salud. Con ello, para las organizaciones resulta relevante enseñar a profesionales de estrategias de liderazgo, de auditoría, toma de decisiones, manejo de recursos, entre otros aspectos administrativos-gerenciales que los distingan en el direccionamiento de las organizaciones de los servicios de salud.

La educación en las competencias administrativas-gerenciales durante la formación teórica-practica, en opinión de Latrach-Anmar et al., (2011) se constituye como parte de un elemento central en el perfeccionamiento de profesionales de salud, considerándose un factor clave que garantiza la calidad laboral y personal de quienes estarán respondiendo a las carencias de cuidado integral en salud. En este sentido la capacidad y la buena práctica profesional se asocian directamente con el conocimiento teórico, aunado al discernimiento, análisis y razonamiento clínico, en función de poder afianzar las destrezas, asumir acciones que faciliten la resolución de problemas. En resumen, la evaluación se asocia con la generación de habilidades que permeen hacia la vinculación de las relaciones interpersonales, intercediendo en la gestión administrativa.

El concepto de competencia para la formación del talento humano en salud, incorpora el aprendizaje de conocimientos y habilidades procedimentales, como también todos aquellos aspectos del ser profesional ligado a habilidades comportamentales, de relación interpersonal, trabajo en equipo y de pensamiento crítico reflexivo. Estas han de verificarse en el perfil profesional para ejercerse de una forma eficiente, con la capacidad de adaptarse de forma rápida y eficaz a los cambios emergentes, enfrentar la incertidumbre y tomar decisiones de acuerdo con el contexto en donde le corresponde actuar (Garavito, 2019).

El conjunto de acciones de carácter administrativos que deben enfrentar los estudiantes en formación del área de salud para gestionar el cuidado requiere de autoridad jerárquica y autonomía, conocimiento tecnológico, económico y normativo, los cuales solo se adquieren a través del conocimiento y la práctica. Esto ocurre porque son conflictos moralistas confrontados por profesionales en su experiencia, los cuales surgen de la acción laboral.

Así, el foco de atención integral se profundiza en la esencia que sustenta esta profesión, el cual es pertinente en las nuevas y precipitadas tendencias administrativas, en virtud de las tramas laborales que los escenarios atribuyen a los profesionales de salud. De ello se desprende la necesidad de obtener conocimiento administrativo para direccionar y gestionar el cuidado, centrándose en los procesos de control de calidad, asociado a la eficiencia y productividad. Todo lo anterior debe estar establecido tomando en cuenta los mecanismos de control y acciones de vigilancia sobre el proceso financiero, coexistiendo como una acción necesaria arraigada a las nuevas tendencias de atención a nivel mundial, a las cuales se tiene que enfrentar en el sistema de salud (Gaviria, 2009).

De aquí la importancia de formar en estos profesionales de salud, competencias en conocimiento administrativo-gerencial con un enfoque teórico-práctico durante la formación. Esto le permitirá al estudiante adquirir las competencias administrativas, logrando un aprendizaje exhaustivo de las acciones realizadas, evidenciando sus aciertos y oportunidades en la toma de decisiones, el liderazgo, sus capacidades de iniciativa y resolución de dificultades de forma asertiva en relación con todas las actividades que tiene que desarrollar en el contexto del área administrativa en las diferentes instituciones prestadoras de salud donde realice las prácticas.

La educación en competencias administrativas como gerenciales a los alumnos de carreras de formación en salud, en opinión de Gómez (2013), les permite integrar los conocimientos teóricos impartidos en aula de clase con los numerosos ejemplos que pueden identificarse en la acción propia del proceso. Esto favorece la alineación profesional con la integridad, la competencia, la moral, por lo cual necesita contar con ambientes adecuados que normativamente estén aprobados por las condiciones de bioseguridad definidas para el efecto.

Por lo tanto, las profesiones en formación para la atención en salud (médicos, enfermeras, fisioterapeutas, nutricionistas etc.), es la academia que debe velar por enseñar y evaluar el aprendizaje de las competencias administrativas como gerenciales de forma con el fin de demostrar un aprendizaje real en esta área de formación, teniendo en cuenta la necesidad del sistema y las organizaciones (Pérez et al., 2017).

Seguir formando profesionales bajo esquemas de planes de estudios tradicionales, es una visión miope que no ve los procesos de formación y evaluación de las competencias administrativas como una necesidad sentida que reflejan las nuevas tendencias de profesionales holísticos, que dominen los contextos administrativos como gerenciales para brindar la atención a los usuarios en las organizaciones de salud, esto debe verse no solo como un aprendizaje aislado de los planes de estudios, sino como la forma de aprendizaje integral de los profesionales, cumplidores de una función acreditativa del proceso de enseñanza administrativo integrado a la gestión de cada proceso que se requiere en los servicios para la atención del usuario, ya sea a nivel hospitalario o ambulatorio.

En oposición a ello, los procesos de enseñanza y evaluación han de relacionarse con la gestión de los objetivos vinculados a los elementos administrativos de la toma de decisiones, que, además, deben plantearse de forma racional y eficaz, dado que, como actividad permanente dentro de la práctica profesional, requieren de una visión holística y amplia, especialmente en los procesos utilizados por programas de salud (Kruger et al. 2017).

Atendiendo a estas consideraciones, Chaves et al. (2010) plantean en un estudio la creación del método *Developing a Curriculum* (DACUM), el cual abarca diferentes estrategias desde los diversos contextos de acción de los profesionales de salud para el desarrollo curricular.

Este método de origen canadiense está diseñado con un lenguaje estándar que asimila requerimientos de sapiencias, aptitudes, habilidades concretas y universales, pericia y formas exigidas para un determinado cargo o conjunto de acciones del ámbito laboral. Por ello, esta técnica es empleada por varios gobiernos y organizaciones para representar funciones y competencias de cargos, ocupaciones o desplegar planes de estudio que se aprovechen para coadyuvar a la formación del talento humano, para proyección de carreras, clasificación de personas, ejecución de modelos de aptitudes, preparación y elaboración de cursos.

Lo anterior se logra incorporando la formación en competencias. Al respecto, el Ministerio de Salud (2018) establece que:

> El enfoque de competencias orienta los procesos de formación y gestión del talento humano del área de la salud, para dar respuestas pertinentes e integrales a las necesidades de salud de la población, en el marco del sistema de salud, integrando los conocimientos, habilidades, actitudes y cualidades que debe estar presentes en el talento humano para el ejercicio adecuado de sus profesiones y ocupaciones. Esta perspectiva implica que los procesos de formación que se dan dentro y fuera de las instituciones educativas, deben retroalimentarse en forma permanente del contexto en el cual se desempeña o se va a desempeñar el talento humano, potenciando el vínculo entre la academia, los servicios de salud y la población y promoviendo nuevas formas de evaluación y sistemas de medición del desempeño. (p.49).

Adicionalmente, la Academia Nacional de Medicina y el Ministerio de Salud y Protección Social (2013) ponen de manifiesto que el Sistema General de Seguridad Social —que surgió a partir de la Ley 100 de 1993, aunado a las reformas de Ley 1122 de 2009 y Ley 1438 de 2011, ha ido configurando el perfil ocupacional de los expertos de la salud. Entre ellos, se destaca especialmente el perfil de los profesionales de la salud, por la delegación progresiva de ocupaciones de carácter administrativo, con la constante reducción del tiempo y de apropiados ambientes para dedicarse a lo propio de su rol profesional. Y, medio de esto, se establece la necesidad de mejorar la formación de profesionales en salud.

Al respecto, el Ministerio de Salud (2018) expresa que:

Se requieren equipos de salud más resolutivos frente a los principales problemas y características epidemiológicas de la población colombiana. Esto implica considerar las restricciones que tiene el Sistema de Salud para atender una demanda creciente de servicios especializados, por sus elevados costos y la no disponibilidad de especialistas suficientes para atender en el mediano plazo una demanda de servicios de este tipo similar a países más desarrollados. Los sistemas de salud y educación deben enfocarse en el desarrollo de competencias adecuadas en el talento humano disponible en el país y sus regiones, para el logro de sus objetivos. El enfoque de competencias orienta los procesos de formación y gestión del talento humano del área de la salud, para dar respuestas pertinentes e integrales a las necesidades de salud de la población, en el marco del sistema de salud, integrando los conocimientos, habilidades, actitudes y cualidades que debe estar presentes en el talento humano para el ejercicio adecuado de sus profesiones y ocupaciones. Esta perspectiva implica que los procesos de formación que se dan dentro y fuera de las instituciones educativas, deben retroalimentarse en forma permanente del contexto en el cual se desempeña o se va a desempeñar el talento humano, potenciando el vínculo entre la academia, los servicios de salud y la población y promoviendo nuevas formas de evaluación y sistemas de medición del desempeño. (p. 49)

Así, desde la normativa nacional se considera necesario pensar en la calidad y pertinencia de la formación de profesionales de salud, con los de áreas de la salud, como derivado del desarrollo de capacidades que pongan de presente habilidades blandas para las relaciones interpersonales, la adaptación y el liderazgo. Ahora bien, este reconocimiento parece una respuesta al hecho de que la reforma del Sistema de Salud, surgida en la Ley 100 de 1993, se dio sin previos estudios sobre los cambios que ella misma traería al talento humano en salud y cuál sería su impacto en las IPS y en las instituciones educativas para formar a los nuevos profesionales que requería el sistema. Lo anterior ratifica el compromiso que deben tener los profesionales de salud para gestar acciones encaminadas a dar cumplimiento a todas aquellas exigencias emanadas del sector salud y en el cual juega un rol importante, ya que son responsables de liderar y gestionar los servicios de atención desde cualquier nivel de atención.

Los profesionales de salud aportan liderazgo en temas cruciales para la salud, la proporción de la agenda de investigación y estimular la producción, transferencia y difusión de conocimientos valiosos. Por ello, las instituciones de educación superior deben establecer y promover la participación de las áreas de la salud en diferentes áreas además de la salud pública, estos profesionales de salud adquieren la base del conocimiento experta, capaz de tomar decisiones complejas durante su quehacer, con competencias clínicas para una práctica amplia, cuyas características están determinadas por el contexto y/o el país en el que se desempeñe. El profesional de salud durante su formación debe cualificarse para optar a una práctica integral de investigación, educación, clínica y gestión, obtener un alto nivel de autonomía profesional e independencia en la práctica, desarrollo de habilidades en toma de decisiones y capacidad lógica de diagnóstico.

De igual forma, las instituciones educativas en Colombia han emprendido nuevas búsquedas de formación que están a tono con las tendencias de profesionales y laborales que requieren los sistemas sanitarios. Ante ello, Morfi (2010) describe que la Gestión del Cuidado:

Como es el caso de los profesionales de áreas de la salud se define como la aplicación de un juicio profesional en la planificación, organización, motivación y control de la provisión de cuidados, oportunos, seguros, integrales, que aseguren la continuidad de la atención y se sustenten en lineamientos estratégicos, para obtener como producto final la salud. (p.1)

A su vez, autores como Soto-Fuentes et al. (2014) afirman que:

La formación de los profesionales de salud, entre ellos los de áreas de la salud como líderes de proceso juega un rol fundamental en la composición y dinámica de la fuerza de trabajo, en la calidad y pertinencia de los cuidados y en el desarrollo de la capacidad institucional en salud. Por ende, demuestra competencia cuando aplica en forma efectiva una combinación de conocimientos, habilidades y juicio clínico en la práctica diaria o desempeño laboral. (p.82).

En este sentido, los métodos saludables en todo el mundo están investigando estrategias, estructuras y formas de trabajar de mejor forma la relación coste-efectividad, para suministrar los mejores cuidados a los usuarios y su familia, basados en la evidencia científica actual. Por ello, Soto-Fuentes et al., (2014) sostienen que el aprendizaje de los profesionales de salud es transformativo e implica desplegar condiciones de liderazgo, con la intención de constituir profesionales que se destaquen como agentes de cambio. Esta habilidad debe movilizar tanto a las comunidades académicas y a los expertos y es un factor crucial para el éxito de los esfuerzos de la reforma en las instituciones académicas.

Teniendo presente todo lo anterior, en Colombia se requiere con cierta urgencia la implementación de equipos de salud más resolutivos para llevar a cabo la atención de problemas. Cabe mencionar entonces que el Sistema de Salud está siendo restringido ante la demanda de los servicios especializados por razones como los costos elevados, y la no disponibilidad de especialistas eficientes para brindar una atención de calidad.

En consecuencia, los sistemas de salud y educación deben implementar estrategias adecuadas para desarrollar más que las competencias cognitivas y teóricas, aquellas relacionadas con el talento humano y el cumplimiento de los objetivos. Es decir, se debe llevar a cabo un enfoque de competencias orientado a procesos de formación y gestión del talento humano en el área de la salud que permita reconocer las irregularidades y/o necesidades de la salud de la población (Ministerio de Salud,2018).

También, si se considera que los profesionales de salud abarcan así mismo la prevención de la enfermedad la promoción de la salud, así como el cuidado del usuario, y las relaciones interpersonales que de ello se desprende, las cuestiones administrativo-gerenciales quedan fuera de lo que se espera de ella. Se entienden, en este caso, a lo administrativo-gerencial como el conjunto de tareas y actividades coordinadas que ayudan a utilizar de manera óptima los recursos que posee una organización, tomando decisiones sobre asignación y distribución de recursos, con el fin de alcanzar los objetivos y obtener los mejores resultados. En este aspecto, la interdisciplinariedad es relevante, permitiendo al estudiante adquirir conocimientos necesarios para llevar a cabo su función como profesional.

De esta forma, tanto la legislación más reciente como los diferentes artículos doctrinales como las literaturas al respecto coinciden en señalar la necesaria complementariedad entre la formación de profesionales de salud con la experiencia administrativa y gerencial de estos profesionales, así como el equilibrio entre teoría y práctica de estos mismos de cara a una labor íntegra y completa.

Por lo tanto, este aspecto es importante y pertinente, puesto que los estudiantes que se estén formado en profesiones de salud, deben tener las competencias administrativas/gerencial, las cuales cada día cobran más importancia en la gestión de los servicios de salud para brindar un cuidado integral, garantizar los recursos para la atención y manejar un liderazgo que se enfoque en gestionar, auditar y direccionar procesos de atención en pro de garantizar una atención de calidad.

La educación de los profesionales de salud está enfocada en brindar una atención de forma integral, por lo tanto, se debe atender de forma holística, y para ello, se requiere de una formación que favorezca la interacción del conocimiento para planificar la atención en salud. Así, los elementos que requieren para lograr actualizar los saberes deben ser establecidos en conocimientos teóricos con el fin de dar un sustento pedagógico a la práctica. Con esto se espera que el aprendizaje durante el desarrollo teórico-práctico permita que el conocimiento adquirido cobre sentido como ingrediente primordial en la experiencia significativa. Los procesos enseñados deben resultar interesantes y le deben permitir la interacción de conceptos anteriores y nuevos, de tal forma que le aporten a modificar, cambiar y estructurar currículos y, por ende, revaluar la atención integral en los nuevos contextos laborales es sin duda alguna una responsabilidad que tiene las instituciones de educación superior, frente a la formación de los profesionales de salud y las nuevas tendencias de formación y laboral para enfrentar los nuevos retos de exigencias y atención en salud (Morfi, 2010).

Lo anterior respalda también la raíz que cada vez son más las responsabilidades administrativas que se delegan a los profesionales de salud. Por ello, las Instituciones de Educación Superior (IES) que forman estos profesionales deben reevaluar las competencias a los estudiantes en esta área de conocimiento, con el fin de ser cada vez más competentes, según las nuevas tendencias laborales, que requieren las organizaciones de salud frente a los retos y competitividad laboral, argumentada en el sostenimiento financiero (Guerrero-Núñez y Cid-Henríquez, 2015).

Capítulo 4
Hacia un Nuevo Modelo

No podemos estar en modo de supervivencia.
Tenemos que estar en el modo de crecimiento
Jeff Bezos

La Gestión Integral en Salud es un concepto que ha penetrado con fuerza en el panorama de las instituciones prestadoras de salud a nivel mundial, sobre todo gracias a la innovación que las Nuevas Tecnologías están experimentando y su repercusión en el desarrollo de la denominada Sociedad de la Información. El concepto de gestión integral en salud no es homogéneo. No obstante, todos los autores hacen énfasis en la importancia de coordinar la prestación de servicios con una elevada calidad, en condiciones específicas, empleando para ello los recursos adecuados dadas las circunstancias Técnico-científicas, para de este modo lograr los mejores resultados. El sistema de salud, entonces, debe entenderse como algo más amplio que el sistema de atención a la salud, que tiene como componentes sociales a la sociedad civil y el mercado, el sector público no estatal y el propio Estado, en donde la salud pública cubre una parte del sistema de atención en el sector privado, en el sector público no estatal y en el sector estatal.

Luego del escenario develado por la pandemia, estamos en la obligación no solo a estar preparados afrontar las nuevas enfermedades, sino también a prevenir las posibles necesidades futuras que pudieren generarse antes de la ocurrencia de brotes o casos, y para lograrlo debemos mantener una vigilancia epidemiológica activa, implementando una cultura hacia la creatividad que permita estar a la vanguardia para realizar los cambios necesarios, antes que esos eventos llegaren a convertirse en crisis sociales en salud. De acuerdo con la formulación de la función esencial de salud pública No.5, se define la capacidad institucional de gestión en salud pública por medio de cinco componentes: liderazgo y comunicación, toma de decisiones basadas en los datos, planificación estratégica, desarrollo organizativo y gestión de recursos, especialmente humanos y financieros.

En Colombia, a pesar de los avances en salud no se han resuelto los graves problemas por los que atraviesa el sector, el papel dominante de las Empresas Promotoras de Salud (EPS), la fragmentación y desintegración de la atención; la baja capacidad de resolución; la integración vertical, la alta carga de enfermedad; fallos del mercado; incentivos negativos entre los agentes y falla regulatoria, lo que ha conllevado a aumentar la inequidad; en un modelo de prestación de servicios de salud enfocado principalmente en la morbilidad y centrado en los actores; deshumanizado; descontextualizado y sin prevalencia de derechos. La relación médico paciente ha sido seriamente afectada, así como la ponderación de los profesionales de la salud en el ejercicio de su acto médico, muchas veces cuestionado o estigmatizado sin fundamentación científica.

Con la promulgación de la Resolución 429 del año 2016 se ha pretendido generar mejores condiciones para la población a través de la regulación de la intervención sectorial e intersectorial, que intenta fortalecer la Atención Primaria en Salud. Retomar el modelo de Atención Primaria con enfoque familiar y comunitario, el cuidado y gestión integral del riesgo y el enfoque diferencial, pretende lograr la articulación y armonización de la prestación de servicios de salud y el desarrollo de las políticas y programas en salud pública a través de procesos de gestión social y política intersectorial.

Por otro lado, la gestión integral en salud busca fortalecer estilos de vida saludable en las comunidades, teniendo como base la promoción de una cultura para el autocuidado a través de campañas de comunicación y programas específicos. Realizando un análisis de las situaciones de salud, acordes a los determinantes establecidos en el modelo de Mark Lalonde.

La gestión integral se encamina hacia una estrategia de Atención Primaria en Salud, con un enfoque familiar y comunitario, para garantizar la oportunidad, continuidad, accesibilidad, integralidad y calidad. Uno de los retos para avanzar en las acciones de Atención Primaria en Salud es la formación de profesionales con conocimientos y habilidades específicos para la implementación de la estrategia y con un enfoque socio cultural.

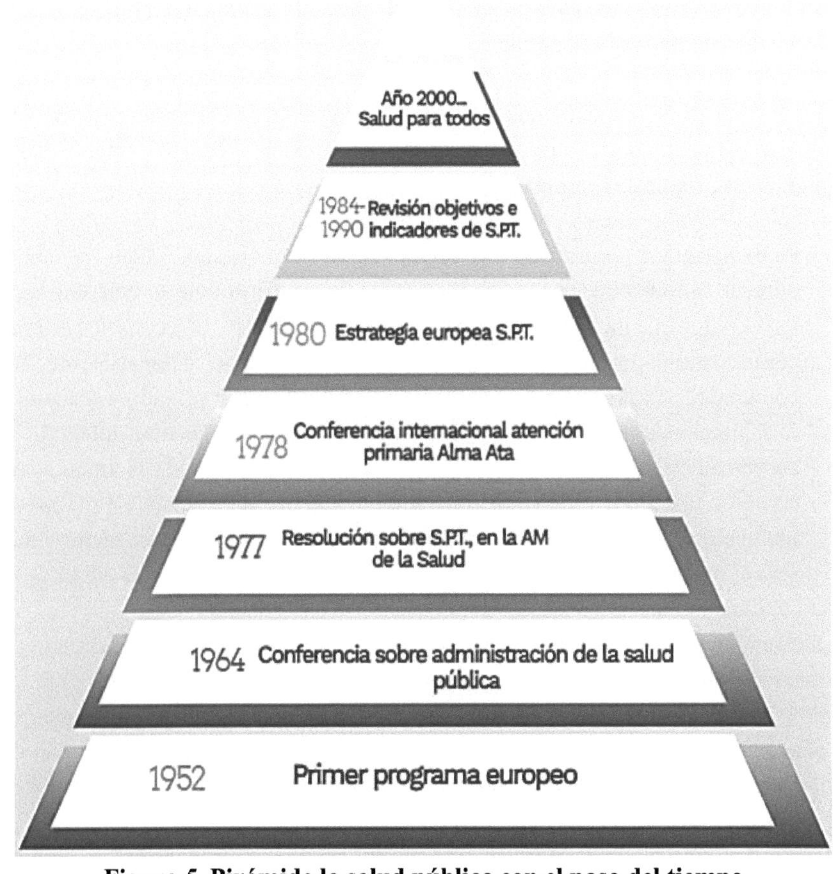

Figura 5. Pirámide la salud pública con el paso del tiempo

El papel de los profesionales de la salud es brindar educación, prevenir enfermedades y garantizar la calidad y disponibilidad necesarias para la atención. Además, existen otras competencias transversales (o no específicas) igualmente necesarias para el buen ejercicio profesional basado en los aspectos interpersonales del cuidado, en cuanto a la capacidad de percibir las necesidades y comprender las situaciones de enfermedad en las que se encuentran los pacientes. Desarrollando el pensamiento conceptual y analítico; Manteniendo un alto nivel de confianza en sí mismo, excelentes habilidades interpersonales y la capacidad de trabajar en equipo.

En el contexto actual debemos referirnos al Programa de Gobierno para una era de paz anunciado por el electo presidente de Colombia, el cual se enmarca en las siguientes propuestas en materia de salud:

Gobernabilidad democrática y participativa: un sistema único de salud pública, gobernado por un Consejo Nacional de Salud y con consejos territoriales que incluirán indígenas y afrodescendientes. Los consejos estarán conformados por las autoridades sanitarias y por delegados de las comunidades, trabajadores, sociedades científicas, sector privado y academia. Sus funciones son dirigir la política en salud, la gestión integral, la coordinación de las redes de prestaciones públicas y privadas y la articulación con el fondo único de administración de los recursos en salud. La propuesta incluye que la intermediación administrativa y financiera en el sector salud será eliminada paulatinamente con la liquidación de las EPS y las ARL.

El Fondo Único de Salud, servirá para garantizar transparencia en el manejo de recursos, estará a cargo del recaudo, administración, el pago y el control de los dineros en coordinación vinculante con los consejos nacional y territoriales, el Ministerio de salud y protección social, y las autoridades sanitarias a nivel de departamentos, municipios y territorios indígenas y afrodescendientes.

El financiamiento se seguirá obteniendo mediante impuestos y aportes parafiscales a nivel nacional y territorial en una tendencia a aumentar el presupuesto general a través del control de la evasión y la elusión, aumentando el empleo y la formalización laboral y buscando que el gasto público en salud no sea inferior al 80% del gasto total en el sector.

La propuesta planteada establece un modelo de salud integral que prioriza la promoción y la prevención, y que mejorará la atención y la rehabilitación con enfoque de derechos humanos, intercultural y diferencial (Ágora, 2022).

Según la propuesta el país se organizará en territorios saludables para el buen vivir a escala veredal, de corregimientos y municipios. En las zonas rurales: Se organizarán equipos especializados en diferentes áreas de la salud para otorgar servicios y atención en todas las zonas. Estos equipos irán directamente a las familias a sus casas, a la niñez en los jardines y escuelas, a los jóvenes en la universidad y a los trabajadores y empresarios en los centros laborales donde se intensificarán las acciones para prevenir accidentes y muertes en el trabajo.

Se plantean como ejes de la política de salud pública, tal como se describe en Ágora (2022):

-Lograr el cuidado integral de las mujeres gestantes y de primera infancia; así como la tamización neonatal integral y universal.

-Alcanzar el objetivo de cero muertes por hambre, al igual que luchar contra el sobrepeso y la obesidad, colocar impuesto a las bebidas azucaradas, promover una industria alimentaria sana.

-Atención digna e integral para las víctimas que padecieron durante el conflicto armado.

-Disminuir la contaminación y mejoramiento de la calidad de aguas, aire, alimentos; mayor control sobre el uso de sustancias tóxicas como asbesto, mercurio, plomo entre otras.

-Prevención y atención integral del consumo de drogas alucinógenas con enfoque de reducción de daño a través de estrategias como los centros móviles de atención a drogadicción.

-Los servicios de salud a nivel nacional serán prestados por una red público-privada: La atención para el nivel primario estará a cargo de los hospitales públicos en el marco de su jurisdicción territorial en todo el país con un enfoque de atención primaria y salud preventiva, adscripción poblacional, resolutivo, participativo y con alto soporte tecnológico. Los servicios de salud de mediana y alta complejidad estarán a cargo de los hospitales públicos y privados.

-El gasto público financiará, sin barreras de acceso, las prestaciones no excluidas por la ley: los servicios cubiertos por el financiamiento público serán todos aquellos que no estén excluidos como prestaciones según los criterios de la Ley Estatutaria 1751 y por lo tanto no habrá restricciones administrativas para ningún grupo de tecnologías en salud que no haya sido excluido.

-La formación en salud para todos los niveles y áreas será fortalecida para lograr indicadores de cobertura del nivel internacional en número de médicos generales, especialidades médicas, áreas de la salud y odontología entre otros, tanto en promedios como en distribución equitativa por todo el territorio.

Acerca del tema de los medicamentos, el poder alcanzar el acceso universal y a un costo justo para el país: los mismos se fortalecerán con la regulación y control de precios, la declaratoria de interés público para la expedición de licencias obligatorias, el fomento público de la investigación y el desarrollo de medicamentos, el uso racional basado en análisis de costo-efectividad, buenas prácticas, estricta farmacovigilancia y también por medio de la disponibilidad de información.

Mediante esta propuesta se establece, poder asegurar la racionalidad del gasto, fortaleciendo todos los mecanismos existentes para mejorar la calidad, oportunidad, autonomía médica, satisfacción, integralidad, validez científica y la relación positiva costo-beneficio.

Para ello, es necesario aclarar que estas propuestas deben pasar por el filtro de los intereses de los distintos actores del sector, siendo primordial eliminar la intermediación, aunque tal vez, sea el punto de quiebre o el más álgido gracias al gran poder de influencia que hoy tienen los gremios de las EPS.

Sin embargo, estos puntos proponen de alguna manera alternativas y estrategias viables para mejorar el sistema o cualquier otro modelo de salud. Ojalá que las reflexiones aquí planteadas no solo hagan parte de un texto para volver a leer cuando se llegase a presentar un hecho de interés en salud pública, por lo que te invito a seguir revisando los postulados que fácilmente pueden enriquecerse con sus comentarios y acotaciones; contribuyendo desde la academia a lograr el sistema de salud que mejore en calidad sin afectar cobertura, dignificando con salarios justos y equitativos al trabajador de la salud.

Capítulo 5
Modelo para el Desarrollo de Sistemas de Gestión en Salud

Nunca cambiarás tu vida
hasta que cambies algo
que haces diariamente.
JOHN MAXWELL

El concepto de gestión de la calidad en salud se desarrolla a través de modelos motivacionales, social y culturalmente aceptados, que puedan mejorar los determinantes de la salud de la población. Se excluyen de este concepto las acciones basadas en la coacción o simples procesos de información que no puedan afectar a la comunidad. Uno de los pilares de la salud social en la cultura, Cliffdej J. Gertz lo definió como un sistema de símbolos. Las personas se comunicaban constantemente a través del sistema y los establecían durante toda su vida. Bernardo Klicksberg lo definió como un conjunto de valores de diferentes grupos; además, argumentó que la cultura es un factor determinante para la cohesión social. Desafortunadamente, muchos en nuestro entorno ven la cultura como una necesidad secundaria que debe ser atendida después de que otras necesidades se consideren prioritarias.

La taxonomía del modelo PLECOSER Logra integrar puntos positivos en un proceso lógico y simple para planificar y realizar actividades que garanticen una atención de salud de alta calidad. El sistema se presenta en un proceso fácilmente reproducible para mejorar la calidad de los servicios de salud. La calidad de la atención que brinda una institución de salud a sus usuarios se percibe a través de las características del proceso de atención; relaciones interpersonales, contenido de la consulta, duración, actividades de exploración clínica y diagnósticos, mejorar la salud a través de los atributos físicos, humanos y organizacionales, eje central del modelo.

El modelo PLECOSER se encuentra fundamentado en cinco ejes Principales que son:

1. Planeación
2. Ejecución
3. Control
4. Seguimiento
5. Retroalimentación

PLANEACIÓN

Es el proceso y resultado de organizar una tarea simple o compleja, teniendo en cuenta la composición de factores internos o externos tendientes a lograr uno o más objetivos. La planificación de la gestión de la salud es clave para lograr los resultados deseados; en una organización, se convierte en el primer paso para lograr la misión y visión institucional. Cómo propósito central del proceso de planificación está el poder controlar las acciones actuales destinadas a lograr los objetivos deseados y predecir sus consecuencias futuras.

La planificación es una etapa fundamental en la toma de decisiones que permite trazar el camino ideal para alcanzar los objetivos organizacionales. Para ello se tienen en cuenta los factores internos y externos que pueden influir en el logro de las metas establecidas, elementos de la situación actual y valores que guiarán a la organización en las actividades productivas. La planificación es una etapa crítica en el desarrollo de cualquier proyecto, ya que sienta las bases y desarrolla las estrategias necesarias. Esta es la base del proyecto: identificar sus elementos esenciales, tales como procedimientos, valores, metas, etc., que forman el marco de las actividades de la organización. La planificación cuidadosa no es necesariamente una garantía de éxito, pero es un punto de partida sólido para anticiparse a los problemas y evitar la improvisación excesiva con todos los riesgos que ello conlleva.

La Ley Estatutaria 1751 de 2015 establece expresamente que la salud en un derecho autónomo fundamental y orienta en el artículo 12 de ella misma, que "el derecho fundamental a la salud, comprende el derecho de las personas a participar en las decisiones adoptadas por los agentes del sistema de salud que la afectan o interesan" y define los alcances de la participación de los actores para participar activamente en la formulación de la política de salud así como en los planes que se van a implementar, y participar en los programas de promoción y prevención que sean establecidos.

El Ministerio de Salud y Protección Social a través de la Resolución 1536 de 2015 establece las disposiciones para el proceso de Planeación Integral para la Salud a cargo de las entidades territoriales.

La Resolución 1536 también incluye las obligaciones de las Entidades Administradoras de Planes de Beneficios (EAPB) y las Administradoras de Riesgos Laborales (ARL) para cumplir con el proceso de planeación acogiendo e integrando en los insumos que permitan su ejecución. Esta Resolución en su capítulo II define la caracterización de la población que estará a cargo de las EAPB y las ARL contemplados en el Plan de Beneficios; quienes deben identificar riegos, priorizar poblaciones dentro de las personas afiliadas y lugares dentro del territorio, para prevenir las intervenciones individuales necesarias para mitigar riesgos.

Para adelantar un proceso eficaz y eficiente se debe:

1. Establecer una política de calidad, objetivos de la institución prestadora de servicios de salud, definir las estrategias a socializar, capacitar e implementar en los diferentes niveles de atención.

   La política de calidad de la empresa es la declaración escrita del compromiso de la dirección general; su función es:

- Comunicar a la organización que se tiene la decisión de mantener el esfuerzo para cumplir los objetivos de calidad.

- Establecer que las necesidades del usuario y el cumplimiento de los requisitos son prioridad en el desarrollo de las actividades operativas y administrativas.

- Debe ser entendida por todos los niveles de la organización, con la finalidad que las actividades a realizar se hagan con este marco como referencia.

Para ello se deben establecer las siguientes características:

- Reconocer la razón de ser de la empresa: buscar satisfacer los requisitos de los usuarios, tanto internos como externos.

- Implementar un proceso de mejoramiento continuo, ya que los requisitos cambian a través del tiempo y se deben adecuar al mercado para ser más competitivos.

- Ser el pilar fundamental para la actuación de la empresa, ya que establece la definición estratégica de la misma por un período largo de trabajo.

- Sensibilizar a los funcionarios que el futuro de la empresa depende de la calidad de los servicios prestados.
- La política de calidad diseñada debe ser dinámica y descrita con sencillez para que todos la entiendan.

2. La gestión de calidad se encuentra directamente relacionada con la productividad, una gestión de calidad permite alcanzar mejores resultados con idénticos recursos.

3. La necesidad de establecer los niveles de responsabilidad y autoridad en la organización, definiéndolos en documentos que registren la autoridad, responsabilidad y relaciones operativas y administrativas que son necesarias para gestionar, ejecutar y controlar las actividades para que esto se realice con calidad.

4. Se debe estimular el liderazgo en la institución para aportar soluciones, hacer seguimiento y poner en práctica las acciones planificadas para mejorar la calidad.

Para cumplir con los conceptos de responsabilidad y autoridad, es necesario que se defina de forma clara cada uno de los cargos establecidos.

Para la definición de los cargos se deben tener como mínimo los siguientes elementos:

- Área funcional: Describe el puesto que se va a definir.

- Objetivo: Marca el objetivo general del cargo.

- Funciones: Describe las diferentes actividades que se deben realizar en el puesto de trabajo. Está integrado por las siguientes condiciones:

  - Definición de la actividad que se realiza en el puesto, tratando de presentar las actividades más importantes.

  - Objetivo de la actividad. Se debe establecer el objetivo particular de esa acción determinada.

  - Medición. Establecer los mecanismos para medir los objetivos de cada actividad; como indicadores, deben ser preferiblemente herramientas estadísticas.

– Corresponsabilidad. Las responsabilidades no son exclusivas, el obtener los objetivos depende del trabajo en equipo, por lo que se debe determinar la corresponsabilidad; el responsable directo de la actividad es quien ocupe el puesto de trabajo que se está definiendo.

– Se requiere la identificación y la disponibilidad de los recursos necesarios para asegurar la calidad de los productos y servicios.

– Debe existir dentro de la institución un responsable claramente identificado que se encargue de la implementación del sistema de aseguramiento de la calidad, el cual debe tener línea directa con la gerencia para asegurar que el sistema sea establecido, implementado y mantenido y con la obligación de reportar a la gerencia.

– La gerencia debe implementar un sistema de control, teniendo como herramienta para el seguimiento:

> Autoauditorías. Como retroalimentación del estado que guarda el sistema, es necesario hacer las autoauditorías que permitan conocer la situación, para compararla con los objetivos y la estrategia establecida.

> Los Comités. Una de las maneras más efectivas de comunicación asertiva y de definición de alternativas son los comités.

EJECUCIÓN

Esta palabra, como tal, es proveniente del latín *exsecutĭo, exsecutiōnis*. En este sentido ejecución, se puede definir como a realizar o elaborar algo, al desempeño de una acción o tarea, o hacer que una cosa funcione. Desde un punto de vista epistemológico, el proyecto consta de 3 componentes que determinan su origen y finalidad básica. Estos componentes son: intención, información y toma de decisiones. Desde un punto de vista pragmático, la ejecución del proyecto se refiere a la ejecución de todas las tareas previstas en su plan. Se podría pensar que la fase de ejecución es la más fácil de todas las fases, especialmente si ya hizo la parte más difícil (planificación) y sentó las bases para el éxito del proyecto. Pero es en la fase de ejecución cuando muchos equipos tienen problemas. Cuando comience, organice todas las tareas necesarias para lograr cada objetivo: recursos humanos clave, necesidades de capital y presupuesto. Identifique cualquier factor de riesgo y considere medidas para reducir el riesgo. Revise las referencias a otros documentos requeridos, como las capacitaciones requeridas.

En el marco del modelo PLECOSER, esta debe incluir:

1. Se debe designar el comité de calidad de las IPS, este grupo asignará las responsabilidades específicas según lo planeado y programará el presupuesto de gastos para el buen desarrollo del sistema.

   El comité de calidad establecerá el procedimiento para la capacitación institucional y se revisará periódicamente de acuerdo con el cronograma; al final de cada reunión se elaborará un acta que incluya las discusiones, conclusiones, recomendaciones y resumen de tareas.

Tabla 2. Comité de calidad matriz de responsabilidad

Requisito	Área de la Empresa	Responsable
1. Responsabilidad de la gerencia		
2. Sistema de Calidad		
3. Revisión del Contrato		
4. Control de Documentos y Datos		
5. Adquisiciones		
6. Control Productos Entregados por el Cliente		
7. Identificación y Trazabilidad		
8. Control de Procesos		
9. Inspección y Prueba		
10. Control Equipos de Inspección y Prueba		
11. Estado de Inspección y Prueba		
12. Control de producto no conforme		
13. Acciones correctivas y preventivas		
14. Manejo, almacenamiento, conservación y entrega		
15. Control de registros de calidad		
16. Auditorias de calidad		
17. Capacitación		
18. Servicio		
19. Técnicas estadísticas		

____

Responsable del Área

Notas:

____

____

2. Sensibilización. Todo el personal de la organización debe estar enterado del proyecto, su importancia y las estrategias que se están realizando en el proceso de implantación del sistema de garantía de la calidad.

Todo cambio ofrece resistencia, por lo que se necesita un sólido proceso de compromiso de la alta gerencia y una gran socialización y motivación a todos los funcionarios.

3. Programa de capacitación. Las IPS deben colocar en práctica un programa de capacitación integral para todos los funcionarios según cronograma presentado con anticipación a todos los implicados.

El programa de capacitación hace parte importante de la ejecución del sistema, identifica métodos, herramientas y formas de realización del sistema.

4. Elaboración del manual de calidad. La documentación del sistema de gestión de calidad es parte primordial para alcanzar los resultados previstos.

La preparación del manual de calidad es una las etapas cruciales, especialmente cuando se tienen protocolos de manejo, guías de atención, manuales de procesos y procedimiento, formatos, registros y estos deben cambiarse acordes al sistema que se está implantando.

Para dar cumplimiento con el manual de calidad, los apartes que se necesitan son los siguientes:

- Definir la política de calidad de la organización.

- Diseñar el organigrama de la empresa, donde se establezca la responsabilidad y autoridad, se señalen los recursos y el personal para verificación, se establezca de manera explícita quién es la persona que actúa como líder para la implementación el sistema de calidad. La parte correspondiente a la responsabilidad, autoridad y las demás características establecidas en este punto se puede realizar mediante la descripción de los puestos en los que se definan los requisitos que solicita la norma.

- Tener contacto con el usuario para esclarecer dudas o asegurar que se está en la ruta adecuada y compatible con el sistema de calidad del proveedor; se deberá lograr mediante un representante, quien hace referencia de la persona que será el contacto y el responsable de hacer seguimiento para cumplir con la norma, estableciendo sus datos generales, posición en la organización a la que pertenece y el cómo contactarlo para cualquier duda, de modo que se cumpla con lo especificado con sus proveedores según el producto y las condiciones de inspección y pruebas que se deban cumplir.

- Establecer las funciones vitales de cada uno de los puestos que son importantes para el control de los productos y/o servicios que se están suministrando.

- Establecer las políticas generales de actuación de la empresa con relación a cada uno de los requisitos de la norma, de manera tal que les permita a las demás personas que intervienen en el proceso definir sus propios sistemas y procedimientos.

- Se integra un listado de los procedimientos que son aplicables a la empresa por cada uno de los requisitos.

- Como en todos los documentos relacionados con la norma, se requiere tener una sección para las autorizaciones, revisiones y control del manual de aseguramiento de calidad.

CONTROL

El Control es el principal mecanismo del modelo PLECOSER, cuyo objetivo es verificar si los protocolos y objetivos de las instituciones de salud (IPS) cumplen con las normas y reglamentos establecidos. El control es la etapa del proceso de gestión que establece estándares para evaluar los resultados alcanzados con el fin de prevenir desviaciones y mejorar continuamente las operaciones. La función principal de los controles es evitar irregularidades y corregir factores que reducen la productividad y eficiencia del sistema.

Es un mecanismo para evitar las desviaciones en los resultados esperados dentro sistema organizacional que depende del desempeño de las primeras dos etapas, especialmente la etapa de Planeación. En teoría, las instituciones de salud cuyos procesos y resultados se acercan más al plan serán más eficaces que aquellas que se desvían. Por lo tanto, el proceso de control no solo mide el desempeño de la organización, sino que también determina los estándares de calidad ideales exactos para ella, evalúa y toma las acciones correctivas relacionadas.

En este sentido, el proceso ideal de control en instituciones de salud debe ser económico, flexible y preventivo, y, como hemos dicho, debe contar con dos elementos fundamentales como pueden ser; la auditoría interna y la medición de la satisfacción de los usuarios.

- Auditoría Interna. La auditoría interna de salud es considerada una herramienta del control de la gestión, pues cuando esta actividad se realiza de manera deliberada y de acuerdo con la normatividad existente, se crea una especie de mapa mental que muestra el estado actual de la organización y orienta al personal de salud, permanente tomar acciones correctivas cuando sea necesario y estar a la vanguardia para mejorar y expandir la calidad de los servicios de salud.

- Medición de la Satisfacción. Por medio de la realización de encuestas de satisfacción a los usuarios se puede llegar a conocer el grado en que se llevan las expectativas de los usuarios. Las encuestas de satisfacción están estrechamente relacionadas con las estrategias para mantener y mejorar la calidad de los productos y servicios. Son el punto de partida para la toma de decisiones en base a información cualitativa y cuantitativa obtenida de cuestionarios utilizados por los clientes.

SEGUIMIENTO

Después de obtener los datos iniciales en el proyecto, es necesario identificar las desviaciones y evaluarlas para tomar acciones que logren los resultados deseados. El monitoreo es un recurso que facilita la observación detallada de la operación y las pruebas realizadas para tomar las decisiones más acertadas en el momento oportuno. Cada fase, tarea, actividad, proyecto y programa del modelo de gestión en salud requiere de un seguimiento y evaluación intermedia.

Por tanto, la evaluación puede entenderse como continua y permanente a lo largo del proceso de gestión de la institución de salud. Las acciones de seguimiento deben ser analizadas por la alta dirección, quien desarrollará medidas correctivas, estrategias o reformulará las acciones determinadas para lograr la aplicación de las metas establecidas.

Se desarrollará un plan de mejora, buscando implementar nuevas actividades y estrategias para lograr el aseguramiento de la calidad esperada, desde el diseño planteado inicialmente. El seguimiento y las evaluaciones intermedias hay que realizarlas en cada una de las fases, tareas, actividades, proyectos y programas del Modelo de Gestión en Salud.

La evaluación se puede entender por tanto como continua y permanente a lo largo de todo el proceso de la gestión en la institución de salud.

Se establecerán planes del mejoramiento continuo, los cuales buscarán implementar nuevas acciones y estrategias para continuar mejorando y garantizar la calidad.

RETROALIMENTACIÓN

Toda estrategia diseñada en el proceso de seguimiento debe ser divulgada a toda la organización, reiniciando de manera cíclica y sistemática todo el proceso de mejoramiento continuo.

La retroalimentación es un imperativo al desarrollar un sistema de gestión en salud, al compartir información específica sobre su propio desempeño el equipo de trabajo podrá desarrollar las acciones necesarias para reiniciar un proceso planteado nuevos objetivos a desarrollar. Es un proceso constructivo y formativo que no pretende juzgar o responsabilizar a la persona que realiza el procedimiento u operación, sino a aprender a construir sobre lo aprendido; compartiendo el conocimiento. Señala sus fortalezas y debilidades para que pueda usarlas para planificar una práctica futura. Desafortunadamente, es una actividad que muchas veces saltamos o no realizamos de manera efectiva, la falta de cultura en la comunidad médica respecto a la retroalimentación como herramienta clave para mejorar la calidad de la educación y la salud es un pilar del modelo PLECOSER.

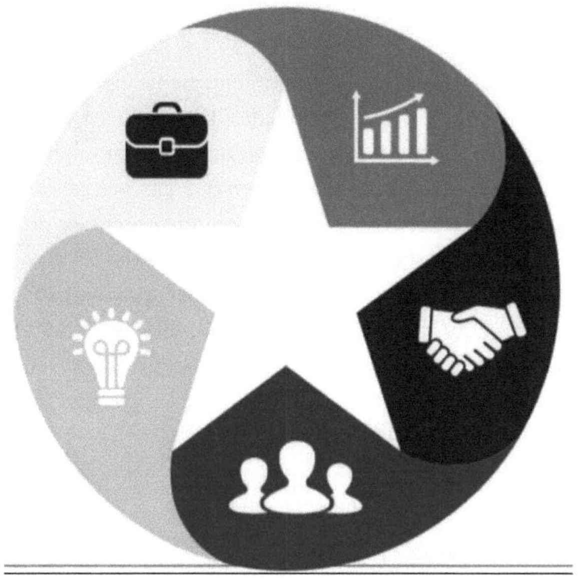

Figura 6. Modelo PLECOSER

DIMENSIONES DE LA CALIDAD

Para poder desarrollar el Sistema PLECOSER se debe tener claridad acerca de las ocho dimensiones requeridas para el progreso del sistema:

Talento humano
Accesibilidad
Eficacia
Satisfacción del Cliente
Eficiencia
Continuidad
Seguridad
Comodidades

1. Talento humano

El capital humano bien formado, independientemente del campo o disciplina intelectual a que se refieran sus actividades laborales, contribuye al acervo intelectual de un país o región y tiene un impacto significativo en la productividad y la capacidad de desarrollo, ya que una población capacitada es un activo importante. El cambio, una fuente creativa de recursos propios que crea nuevos conocimientos y resuelve problemas específicos. Es esta realidad que enfrentan actualmente los trabajadores de la salud abordada en el Informe sobre la salud en el mundo 2006 de la Organización Mundial de la Salud (OMS), que incluye una profunda reflexión sobre el valor del capital humano en las industrias de servicios como la atención de la salud, donde los trabajadores de la salud encarnan las fortalezas de la atención de la salud.

La idoneidad se refiere a la competencia funcional y desempeño del equipo de salud, personal administrativo y de apoyo. La preparación profesional se ocupa de implementar estándares de práctica profesional y lograr confiabilidad, precisión, confiabilidad y consistencia. Esta dimensión se relaciona con los servicios clínicos y no clínicos.

En áreas de la salud, esto incluye técnicas relacionadas con el diagnóstico y el tratamiento, así como la capacidad de brindar asesoramiento de salud efectivo y desarrollar relaciones con los pacientes. Las habilidades de gestión profesional requieren el más alto nivel de cumplimiento en términos de supervisión, capacitación y resolución de problemas.

2. Accesibilidad

El acceso a acciones y servicios de salud representa la capacidad del paciente en obtener, cuando lo requiera el cuidado de salud, de manera conveniente.

La accesibilidad implica la eliminación de las barreras que obstaculizan el uso eficaz de los servicios de atención de salud. La accesibilidad está limitada por barreras de índole:

- Geográfica. El acceso geográfico incluye, las distancias, los medios de transporte, el tiempo de viaje y cualquier otra barrera física que impida al cliente recibir atención.

- Económica. Se refiere a facilidad económica que se tiene para obtener los productos y servicios ofrecidos a los clientes.

- Social o cultural. Se relaciona con la aceptabilidad de los servicios ofrecidos, teniendo en cuenta los valores culturales y las actitudes sociales.

- Organizacional. Se refiere a la medida en que la organización de servicios es conveniente para los posibles clientes; las horas de atención de las clínicas y los sistemas de turnos, el tiempo de espera y la modalidad de la prestación de servicios son ejemplos de cómo la organización de estos últimos puede crear barreras para el uso de los mismos. Por ejemplo, la falta de clínicas vespertinas puede presentar una barrera organizacional para los trabajadores diurnos. En una sociedad en la que las personas no pueden viajar con facilidad al centro de salud, la carencia de servicios en la comunidad o visitas domiciliarias de rutina puede crear un problema de acceso.

- Lingüística. El acceso lingüístico implica que los servicios se presentan en un idioma que permita a los clientes expresarse con facilidad y entender al trabajador de salud.

3. Eficacia

La calidad de los servicios de salud depende de la eficacia de las normas de prestación de servicios y las de orientación clínica. La evaluación de la eficacia debe responder a las preguntas: ¿Cuándo el tratamiento se aplica correctamente? ¿Produce los resultados deseados? y ¿Es el tratamiento recomendado y la tecnología usada la más apropiada para el medio en el cual se presta el servicio?

Los recursos humanos juegan un papel preponderante en la eficacia de los sistemas administrativos y de servicios en salud, en especial desde el punto de vista de sus valores y motivación.

La misión en las instituciones de salud es proporcionar una atención adecuada a los pacientes de manera oportuna y eficiente, especializados en el área asistencial y de igual forma en los procesos administrativos.

Es incuestionable que el talento humano es el pilar fundamental del sistema de salud pública en cualquier país, con impacto en la calidad y el acceso a los servicios por parte de la población, garantizando así la cobertura de sus derechos.

La eficacia en la gestión de las organizaciones de salud es entendida como el grado en que se cumplen los objetivos, y tiene gran relación con la calidad percibida por los usuarios, es esta una dimensión importante de la calidad en el ámbito central donde se definen las normas y especificaciones. Los temas relacionados con la eficacia también son importantes de considerar en el ámbito local en la medida en que los directivos deciden cómo aplicar las normas y adaptarlas a las condiciones locales. Cuando determinan qué normas deben aplicarse en una situación dada, hay que tener en cuenta los riesgos relativos relacionados en una población con un alto número de embarazos de alto riesgo, la utilización más frecuente del procedimiento de cesárea puede estar justificada, pese a los riesgos asociados. Para determinar si esta es una estrategia eficaz, el peligro que evita el procedimiento debe compararse con los beneficios netos que reporta, tomando en cuenta las complicaciones asociadas.

4. Satisfacción del cliente

La dimensión de satisfacción del usuario se refiere a la relación entre proveedores y clientes, entre administradores y proveedores de servicios de salud y entre el equipo de servicios de salud y la comunidad. Las buenas relaciones interpersonales contribuyen a la eficacia de la asesoría prestada en materia de salud y al establecimiento de una buena relación general con los pacientes. Dichas relaciones son las que producen confianza y credibilidad, y se demuestran por medio del respeto, la confidencialidad, la cortesía, la comprensión e igualmente la compenetración.

La manera de escuchar y comunicarse es también un aspecto importante. Los servicios de salud se pueden prestar de una manera profesionalmente competente, pero si las relaciones interpersonales no son adecuadas, se corre el riesgo de que la atención sea menos eficaz. Por ejemplo, si no se trata bien al paciente, es probable que éste no atienda las recomendaciones formuladas por el miembro del grupo de salud, o que no obtenga la atención necesaria en el futuro a raíz de que se siente incómodo por la forma en que fuera tratado. Por ende, los problemas de la dimensión de satisfacción del cliente pueden comprometer la calidad general de la atención.

Las encuestas de satisfacción de usuarios de Servicios de Salud, constituyen un indicador de calidad de atención sanitaria que evalúa finalmente el resultado del sistema sanitario, su proceso y estructura; determinar el nivel de satisfacción permitirá mejorar falencias y reafirmar fortalezas a fin de desarrollar un sistema de salud que brinde la atención de calidad que los pacientes demandan.

5. Eficiencia

La eficiencia de los servicios de salud es una dimensión importante de la calidad dado que los recursos de atención de salud son generalmente limitados. Los servicios eficientes son los que suministran atención *óptima* al paciente y a la comunidad; es decir, suministran el mayor beneficio dentro de los recursos con los que se cuenta. La eficiencia exige que los proveedores de salud eviten suministrar atención innecesaria o inapropiada y que la atención deficiente que se da como resultado de normas inefectivas se minimice o se elimine. La atención deficiente, además de ocasionar riesgos innecesarios e incomodidades al paciente, a menudo es cara y toma mucho tiempo corregirla. Dos maneras de mejorar la calidad serían eliminar el derroche y evitar los errores al mismo tiempo que se reducen los costos. Sin embargo, sería engañoso dejar implícito que las mejoras de calidad jamás exigen recursos adicionales. Algunas mejoras cuestan dinero. Por medio de un análisis de eficiencia los directivos del programa de salud pueden determinar la manera más eficaz en función del costo de utilizar recursos adicionales.

Los profesionales de la salud somos especialistas en convertir conceptos subjetivos en parámetros medibles, ordenamos y los clasificamos. Un sistema de salud se considera eficiente cuando es capaz de brindar un producto sanitario aceptable para la sociedad con un uso mínimo de recursos. Lograr eficiencia en salud, significa también alcanzar los mejores resultados con los recursos disponibles.

6. Continuidad

La continuidad implica que el usuario del sistema recibe una serie completa de servicios de salud que requiere sin interrupciones, suspensiones ni repeticiones innecesarias de evaluación, diagnosis o tratamiento. Los servicios deben ofrecerse en forma constante. Además, el cliente debe tener acceso a la atención rutinaria y preventiva de un proveedor que conozca su historia clínica, para poder derivarlo oportunamente a servicios especializados, cuando corresponda. A veces, la continuidad se logra asegurándose de que los clientes visiten al mismo proveedor de atención primaria; en otras situaciones, se logra mediante el mantenimiento de registros médicos bien ordenados y archivados, para que un nuevo miembro del grupo de salud conozca la historia clínica del paciente y pueda basarse y complementar el diagnóstico y tratamiento de proveedores anteriores. La continuidad es una dimensión muy importante de los servicios de calidad para la atención de salud y su carencia puede comprometer la eficacia, reducir la calidad de satisfacción del cliente y disminuir la eficiencia de la atención.

Lo ideal es que exista una continuidad de los profesionales de la salud, de manera que se proporcione atención médica a la persona de forma coordinada y sin interrupciones, a pesar de la complejidad del sistema sanitario y de la participación de diferentes profesionales de distintos ámbitos de sanidad.

7. Seguridad

La seguridad, como dimensión de la calidad, implica la reducción de riesgos, de infecciones, efectos colaterales perjudiciales u otros peligros que pudieran relacionarse con la prestación de los servicios. Es el intento consciente de evitar lesiones al paciente causadas por la asistencia, es un componente esencial de la Calidad Asistencial y la condición previa para la realización de cualquier actividad clínica. La seguridad constituye una preocupación de todos los miembros del grupo de salud, así como del paciente. El sistema de salud tiene la responsabilidad de asegurar que los servicios se presten con un mínimo de riesgos. Los pacientes deben estar protegidos contra las infecciones y los trabajadores de salud que manejan sangre y jeringas también deben protegerse fijando y utilizando procedimientos seguros.

Si bien, la seguridad pareciera revestir mayor importancia cuando se prestan servicios clínicos complejos, existen también aspectos relativos a esta última en cuanto a la prestación de los servicios básicos de salud. Por ejemplo, las salas de espera en los centros de salud pueden exponer a los pacientes a infecciones si no se toman medidas para prevenirlo. Si un trabajador de salud no proporciona las instrucciones adecuadas para la preparación de una solución de rehidratación oral (SRO), una madre puede administrar a su hijo o hija una SRO que contenga una concentración peligrosamente alta de sal.

La cultura de seguridad en las instituciones prestadoras de servicios de salud establece el conjunto de valores y normas comunes a los individuos dentro de la misma organización e implica un modelo compartido que posiciona la seguridad como un objetivo prioritario y común a perseguir.

8. Comodidades

Las comodidades hoteleras se refieren a las características de los servicios de salud que no están directamente relacionadas con la eficacia clínica, pero que acrecientan la satisfacción del cliente y su deseo de volver al establecimiento para recibir atención médica en el futuro. Las comodidades son también importantes porque pueden influir en las expectativas que tiene el paciente y la confianza que siente con relación a otros aspectos del servicio o producto.

Además, cuando se considera la recuperación de costos, las comodidades pueden servir para que los pacientes estén más dispuestos a pagar por los servicios. Las comodidades a menudo se relacionan con el aspecto físico del establecimiento, el personal y los materiales; así como con las comodidades físicas, la limpieza y la privacidad. Como, por ejemplo, una sala de espera que es confortable tiene asientos cómodos y una decoración agradable; baños limpios y de fácil acceso y salas de consulta que proporcionan privacidad. Todos estos representan algunas comodidades que pueden ser importantes para los pacientes.

Otras comodidades pueden incluir las características que tornan la espera más placentera, como por ejemplo música, videos educativos y materiales de lectura. Si bien algunas comodidades se consideran lujos en los establecimientos de salud de muchos países en desarrollo, no obstante, son importantes para atraer clientes y mantener la relación con los mismos, así como para asegurar la continuidad y cobertura de los servicios.

Diagnóstico del Sistema de Garantía de Calidad

Preguntas	Sí	No	No aplica
1. ¿Ha realizado el proceso de habilitación?			
2. ¿Ha establecido la gerencia del hospital su visión estratégica y todos los niveles de la empresa entienden la misión?			
3. ¿La gerencia está utilizando exitosamente el sistema de gerencia de la calidad para lograr sus objetivos estratégicos			
4. ¿La gerencia está utilizando efectivamente un sistema de calidad que cumpla los requerimientos de sus clientes, sus pacientes, sus empleados?			
5. ¿El sistema de calidad establecido le permite "decir lo que hace, hacer lo que dice y actuar para corregir las diferencias"?			
6. ¿Sabemos quiénes son nuestros clientes?			
7. ¿Entendemos lo que quieren nuestros clientes?			
8. ¿Estamos de acuerdo con nuestros clientes sobre lo que se necesita?			
9. ¿Tenemos la capacidad para entregar los servicios que nuestro cliente necesita?			
10. ¿Contamos con una manera adecuada de planear, como diseñar las operaciones y los pasos que debemos dar para ejecutar y controlar nuestros procesos de servicio?			
11. ¿Contamos con procedimientos, manuales, guías, instrucciones de trabajo, que nos ayuden a realizar nuestro trabajo?			
12. ¿Estamos seguros de que nuestros procedimientos describen con precisión la manera como realizamos nuestro trabajo?			
13. ¿Los procedimientos e instrucciones de trabajos disponibles, son útiles para los que los necesitan y se utilizan estos elementos?			

Preguntas	Sí	No	No aplica
14. ¿Sabemos si todos los empleados tienen la última versión actualizada de los procedimientos e instrucciones de trabajo que se necesitan?			
15. ¿La documentación que utilizamos es revisada y autorizada para ser aplicada por personas conocedoras y responsables?			
16. ¿Nuestros proveedores entienden y conocen nuestras necesidades?			
17. ¿Están nuestros proveedores en capacidad de suministrar los productos y servicios que necesitamos?			
18. ¿Estamos cuidando las cosas como nuestro paciente, productos, servicios, o información que nuestro cliente nos da y que utilizamos en el servicio que proveemos?			
19. ¿Identificamos, documentamos, evaluamos e informamos al paciente afectado cuando tenemos una falla?			
20. ¿Cuándo algo se identifica como error, la persona responsable se asegura de que el problema se ha resuelto?			
21. ¿Conocemos y manejamos de una manera efectiva y eficiente las quejas y comentarios de nuestros usuarios?			
22. ¿Podemos de manera cuidadosa manejar, almacenar, empacar, perseverar y entregar los componentes físicos de nuestro servicio (muestras de laboratorio, documentos, resultados), de tal manera que lleguen a nuestro cliente sin daño alguno?			
23. ¿Podemos proteger a nuestro personal mientras ellos manejan, empacan almacenan, preservan y entregan los componentes físicos de nuestro servicio?			
24. ¿Contamos con indicadores que puedan demostrar que hemos realizado exitosamente nuestro trabajo?			
25. ¿Están digitalizados los registros básicos (historia clínica, certificados) legibles y útiles?			

Preguntas	Sí	No	No aplica
26. ¿Contamos con los back up de nuestros registros y los podemos consultar con facilidad cuando los necesitamos?			
27. ¿Estamos utilizando de manera efectiva un proceso continuo de asentimiento que nos permita mantener y mejorar nuestros procesos de trabajo?			
28. ¿Somos capaces de demostrar con certeza que "decimos lo que hacemos y hacemos lo que decimos"?			
29. ¿Existe un proceso para realizar evaluaciones de sistemas y de cumplimiento y demostrar que un programa de garantía de calidad ayuda a nuestra Institución de salud a alcanzar los objetivos estratégicos propuestos?			
30. ¿Conocemos la formación profesional y experiencia que nuestro personal necesita para ejecutar su trabajo exitosamente?			
31. ¿Suministramos la capacitación constante adecuada para poder asegurar que nuestro personal cuenta con la experiencia necesaria para desarrollar sus actividades?			
32. ¿Si lo necesitamos, ¿podemos identificar nuestro servicio rápidamente, sus componentes y la forma en que debe ser utilizado?			
33. ¿Podemos reconstruir la prestación de un servicio?			
34. ¿El procedimiento de manejo de historias clínicas está documentado y se cumple?			
35. ¿Sabemos qué es lo que estamos haciendo y cómo se realiza el trabajo?			
36. ¿Estamos suministrando consistentemente un servicio excelente al cliente por medio de nuestra capacidad de controlar el proceso interno?			
37. ¿Se realiza la auditoría médica institucional?			

Preguntas	Sí	No	No aplica
38. ¿Conocemos lo que debemos hacer para recibir productos y servicios en nuestra institución de salud y lo estamos haciendo?			
39. ¿Todos nuestros empleados revisan su trabajo a medida que lo van ejecutando y antes de pasarlo a la siguiente persona en la cadena de servicio?			
40. ¿Antes de que terminemos el servicio confirmamos si está bien hecho?			
41. ¿Conocemos lo que necesitamos medir y contamos con los equipos de medición que requerimos para suministrar nuestros servicios adecuadamente?			
42. ¿Sabemos si nuestro equipo es capaz de medir lo que necesitamos que mida?			
43. ¿Sabemos si nuestro equipo de medición funciona con exactitud como suponemos, es decir, está calibrado adecuadamente?			
44. ¿Hemos revisado cuidadosamente los pasos necesarios para suministrar los servicios identificando puntos de verificación para asegurar que el trabajo se está realizando satisfactoriamente?			
45. ¿Sabemos si un paso en nuestro proceso de servicio se ha completado o realizado correctamente antes de comenzar el siguiente paso del proceso?			
46. ¿Si algo está mal, tomamos las acciones necesarias para asegurarnos de que el error no continúe en el proceso del trabajo para que no llegue a perjudicar a nuestro cliente?			
47. ¿Conocemos los términos de los procesos que brindamos?			
48. ¿Hemos identificado, conocemos y usamos efectivamente un sistema de información, medición, técnicas y otras herramientas estadísticas para evaluar			

Preguntas	Sí	No	No aplica
cuándo estamos cumpliendo los objetivos estratégicos planeados e identificados?			
49. Si encuentra resultados negativos en la aplicación del test, ¿qué estrategias utilizaría para lograr cumplir con estos requisitos?			

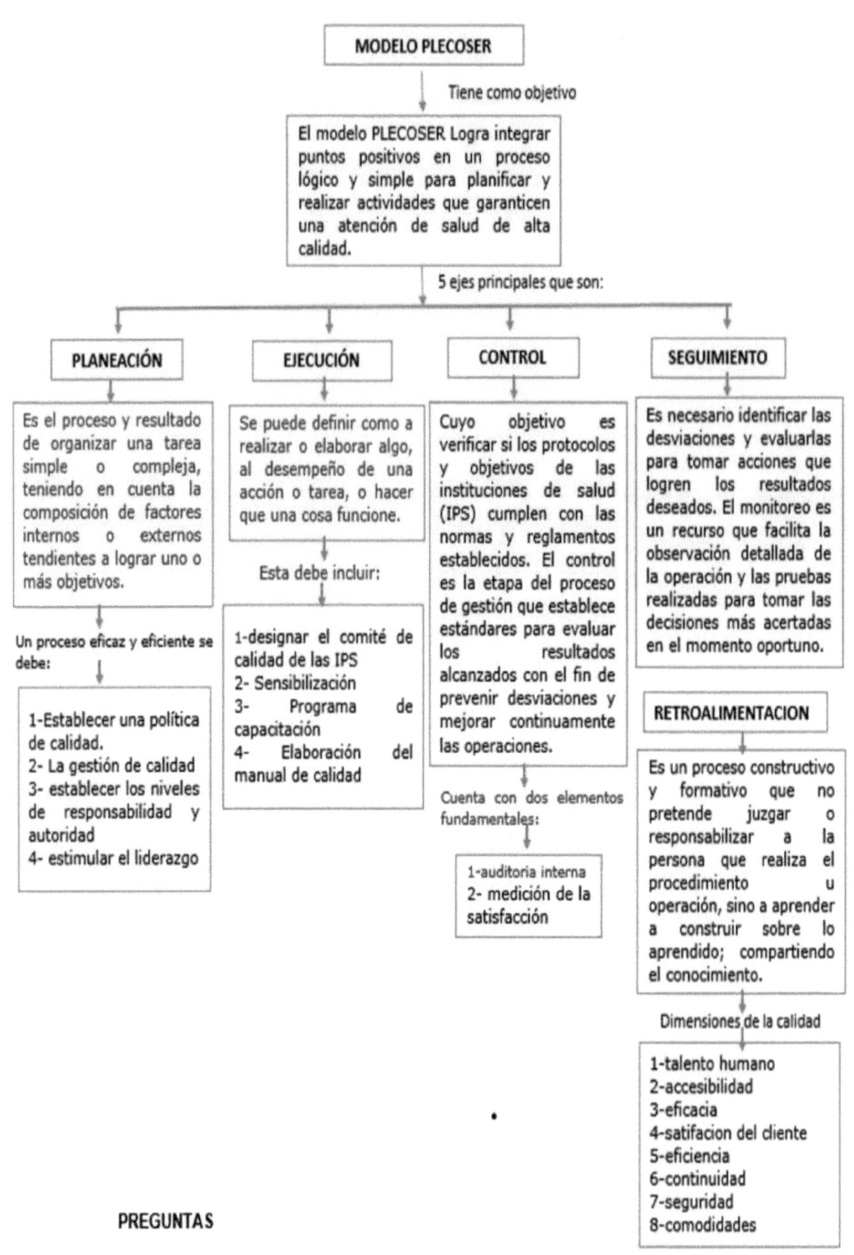

Figura 7. Modelo para el Desarrollo de Sistemas de Gestión en Salud

PREGUNTAS

1- ¿Cuál es el objetivo del modelo Plecoser?

2- ¿Cuáles son los 5 ejes que fundamentan este modelo?

3- ¿Qué políticas institucionales sostienen el eje de planeación?

4- ¿Cuáles son los puntos clave que se deben tener en cuenta para adelantar un proceso de planeación eficaz y eficiente?

5- ¿Cuántas dimensiones se deben tener en cuenta para desarrollar el sistema Plecoser? ¿cuáles son?

Capítulo 6
El Usuario, Epicentro del Sistema de Gestión en Salud

"La única forma de hacer bien un trabajo es amando lo que haces. Si todavía no lo has encontrado, sigue buscando. No desesperes. Como en el amor, sabrás cuando lo has encontrado",
Steve Jobs (Discurso en la Universidad de Stanford.)

El sistema de gestión integral en salud se basa en la calidad. La palabra calidad proviene originalmente del latín y su significado es una característica que distingue a personas, bienes y servicios. Aunque el concepto ha cambiado a lo largo de los años, se ha convertido en una parte importante del proceso de planificación en salud y claramente implica una respuesta eficaz a las situaciones que afectan a la población, la implementación de normas, medidas y alternativas necesarias. usar validación de instrumentos y dispositivos médicos para proteger la salud.

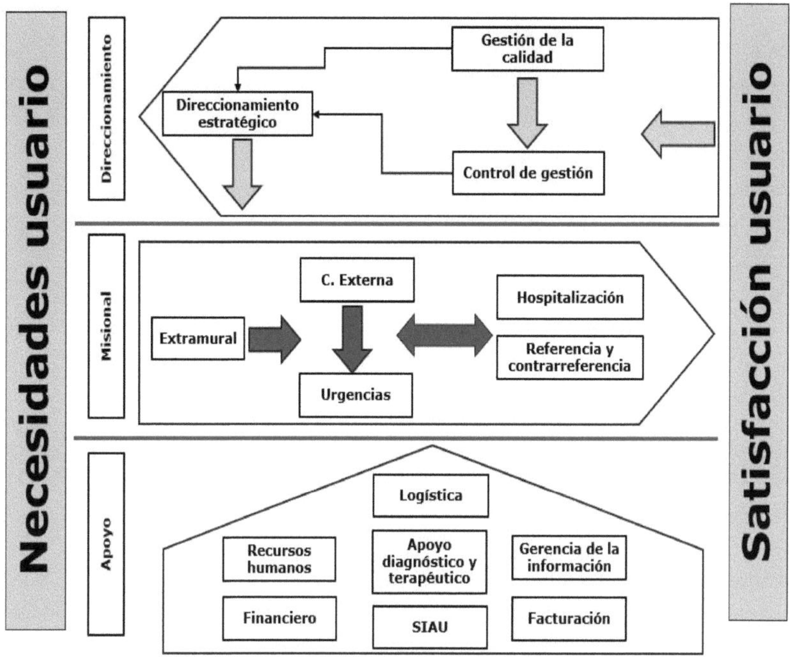

Figura 8. Sistema de gestión de la calidad

El concepto de calidad hasta el día de hoy siempre ha representado un reto, la diferencia de las concepciones teóricas lo conduce a un arco iris de opciones de interpretación y aplicaciones, si se acepta que la atención a la salud se da en un contexto de interrelación de procesos que hace que los productos tengan diferentes niveles, lo que es más complejo, por lo que llegar a tener claro cómo alcanzarla es un ejercicio lleno de experiencias y aprendizaje que ha permitido el desarrollo del modelo PLECOSER como una metodología aplicable para lograr alcanzarla.

Bajo este tema en consideración es importante pensar que la condición biológica de la persona es distinta para cada uno al interior de su propia individualidad, por ello, es que el requerimiento de necesidad de la atención se trasladará dentro de un contexto de concepciones de la atención que le imponga al prestador de servicios de salud a considerar extensamente como alcanzar que todos y cada uno de ellos obtenga esa satisfacción. Muchas investigaciones en diferentes países del mundo occidental han demostrado que el grado de calidad de la atención obtenida por un usuario, se distancia mucho de la deseada y que esa diferencia en la calidad de la atención brindada por distintos profesionales de salud y hospitales, es insalvable, como condición a múltiples factores y situaciones que suceden en los sistemas de salud.

Es así como, la Organización Panamericana de la Salud (OPS) insinúa que el avance de los Programas de Garantía de Calidad es necesario en métodos de eficiencia y un imperativo en asuntos éticos y morales.

No se puede hablar de calidad en salud no sin antes conocer las ideas concebidas por los grandes visionarios del tema.

Para ello se revisarán los postulados de Steve Jobs, Joseph M. Juran, Walter Shewhart, W. Edwards Deming, Kaoru Ishikawa, Avedis Donabedian, los cuales son considerados fundamentales en la ciencia de la gestión e insumo principal para el desarrollo del MODELO PLECOSER.

Steve Jobs

En el discurso de Steve Jobs en la Universidad de Stanford, en junio de 2005, recordó que, al dejar la carrera, como ya no tenía que asistir a las clases obligatorias, se decidió a tomar un curso de caligrafía en Reed College, que según dijo ofrecía entonces "la mejor instrucción en caligrafía del país". Si bien no tenía una utilidad práctica de momento, no le era útil para producir dinero, era algo que le apasionaba… Lo hizo y lo disfrutó.
Diez años después, cuando estaba diseñando el primer ordenador Macintosh, Jobs dijo que "todo tuvo sentido" para él: "Todo lo diseñamos en el Mac. Fue el primer ordenador con una bella tipografía". Seguir sus instintos le dio un conocimiento que luego aplicó y se convirtió en uno de sus valores diferenciales.

Dicen que antes del primer lanzamiento del iPod, los empleados se pasaban toda la noche cambiándose los auriculares porque Jobs sentía que no le hacían "clic" correctamente y como él quería. Mantener criterios de calidad es fundamental para un emprendedor, no debemos perder de vista lo sencillo, lo práctico o "lo que vende".

Para Jobs, comprometerse con hacer un trabajo de calidad es fundamental para el desarrollo de una idea. No puedes dejar las cosas a medias, conformarte con "lo que hay". Aspira a más, pero sin detenerte. No se trata de que tengas que sacar un producto perfecto a la primera, se trata de saber que todo es mejorable. Lograrlo es un punto diferencial sumamente importante.

JOSEPH M. JURAN

Más bien conocido como el padre de la calidad, nació el 24 de diciembre de 1904 en la ciudad de Braila, Rumania. Juran sostiene que el concepto de calidad debe tomarse como la falta de errores o fallos que pueden manifestarse como: retraso en los despachos, faltas o errores durante la prestación de los servicios, facturas erradas, etc. Por tanto, la calidad es ajustarse a las necesidades del usuario.

La Trilogía de Juran

1. Planeación de la calidad. Por medio de la planeación se puede llegar a determinar la fuerza operativa con el fin de realizar productos que vayan a satisfacer las necesidades de los clientes o usuarios.

2. Control de la calidad. Los procesos que no se encuentran bajo el estricto control son los que pueden mostrar variaciones, y sus impactos pueden ser tan enormes que no dejan analizar las partes del proceso que son necesarias cambiarlas. Para poder mejorar un proceso se requiere primero que este se encuentre normalizado y bajo control.

3. Mejoramiento de la calidad. Esta premisa va dirigida a modificar el proceso para poder alcanzar mejores niveles de calidad, y para ello es indispensable identificar los motivos usuales más significativas, que afectan el mismo.

WALTER SHEWHART

Este teórico realizó dos apartes muy importantes:

- El ciclo PHVA. El ciclo, Planear, Hacer, Verificar, Actuar, es una metodología capital para realizar procesos de mejoramiento continuo.

- El control estadístico de procesos. Es de suma ventaja en el seguimiento y mejora de procesos.

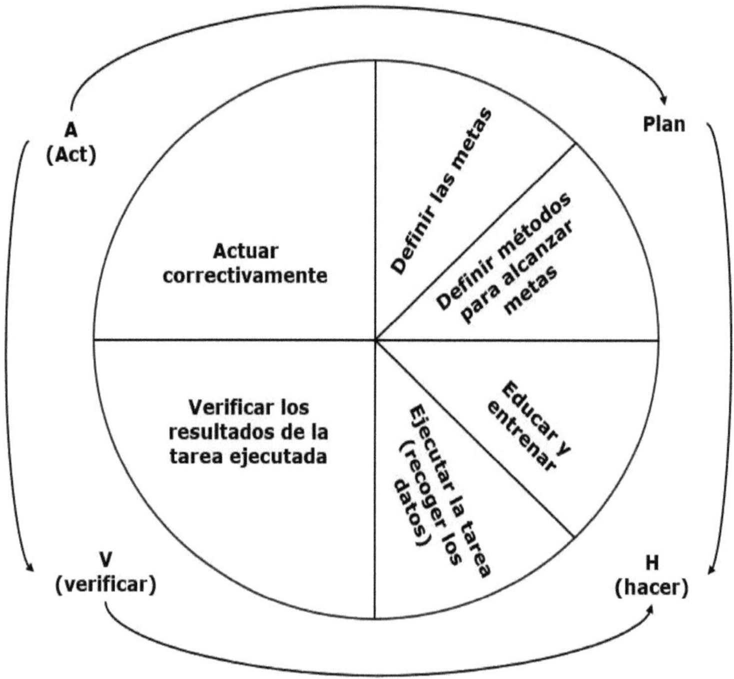

Figura 9. Ciclo PHVA

Planear (P). Esta primera fase está compuesta por dos etapas. Primera: Identificar metas (qué). Segunda: Definir las formas para alcanzar las metas (como).

Hacer (H). Esta es la fase de acción o ejecución de lo ya estipulado en la primera fase; consta de dos etapas: la primera se sitúa a la formación de las personas; la segunda a colocar en marcha lo planeado.

Verificar (V). Esta es la fase de comprobación o verificación de los resultados.

Actuar (A). En esta cuarta o última fase es necesario proceder en relación a todo el proceso. En el caso de haber conseguido la meta, se hace indispensable estandarizar la ejecución con el fin de lograr asegurar los resultados del proceso. En caso de no haberse logrado la meta, se tiene la imperiosa necesidad de corregir y afinar el proceso, para hacer volver a girar el ciclo hasta que la meta sea lograda. Por ello, en la Figura 6 se muestran unas flechas circulares, dando a entender que es un ciclo el cual no tiene fin. Siempre se estará ajustando en el sentido de alcanzar los resultados.

W. EDWARDS DEMING

Más bien considerado el Padre de la Calidad Moderna, nació el 14 de octubre de 1900, en Sioux City, Iowa. Su infancia se relacionó con la pobreza y el trabajo duro. Estudió ingeniería en la Universidad de Wyoming. Recibió un PhD en Físicas Matemáticas en la Universidad de Yale en 1927. Conoció a Walter Shewhart, un estadístico quien trabajaba para Laboratorios Bell y sus escritos se convirtieron en la base de sus enseñanzas.

Durante la Segunda Guerra Mundial, entrenó a los técnicos e ingenieros americanos en estadísticas para que pudieran mejorar la calidad de los insumos de guerra. Siendo este trabajo realizado el que llamó la atención de los japoneses. Después de la guerra, la Unión Japonesa de Científicos e Ingenieros contactó a

Deming. Se dirigió a Japón en el año de 1950 a la edad de 49 años y enseñó en los siguientes 30 años a los administradores, ingenieros y científicos japoneses, a cómo producir con calidad.

Es de anotar que Deming fue invitado precisamente a Japón cuando su industria y economía se encontraban en crisis. Ellos escucharon con atención y cambiaron su forma de pensar, su estilo de administrar y su trato a los empleados. Con los conceptos propuestos en la filosofía de Deming, los japoneses realizaron un cambio en su economía y productividad por completo para convertirse en los líderes del mercado mundial.

No fue hasta la transmisión de un documental por NBC en junio de 1980, donde se detallaba el éxito industrial de Japón, tanto que las corporaciones americanas prestaron atención y buscaron la asesoría de Deming.

Deming compartió con algunas de las corporaciones más grandes de América sus ahora famosos *Catorce Puntos* y *Siete Pecados Mortales*.
Llegó a la conclusión que las soluciones rápidas y fáciles, típicas de las Corporaciones Americanas no funcionaban. Por medio de un proceso de transformación en avanzar y seguir los *Catorce Puntos* y *Siete Pecados Mortales*, las empresas americanas se encontrarían en posición de seguir a la par con los constantes cambios en el entorno económico.

Según la propuesta de Deming: La calidad no es un lujo; La calidad viene a ser el grado predecible de uniformidad y seguridad, con un bajo costo y que se acomoda al mercado.

Si los principios de Deming se encuentran en su sitio y marchan con su empresa, y de acuerdo con González (2007), "la calidad aumenta, los costos bajan y los ahorros se le pueden pasar al consumidor, los clientes obtienen productos de calidad, las compañías obtienen mayores ingresos y la economía crece".

Deming penetró a la América Corporativa en asuntos de consulta y a personas particulares por medio de manuscritos y viajes de seminarios durante 13 años de su vida. Aunque murió en 1993, su trabajo aún perdura.

El ciclo Deming preparado por Shewhart. En esencia es un método empleado por las empresas para mejorar sus procesos. Partiendo del proceso administrativo dividido en cuatro etapas:

1. Planear. Proyectar un producto basado en las necesidades del mercado, estableciendo descripciones y el proceso productivo.

2. Hacer. Realizar el proyecto.

3. Controlar. Verificar o controlar el producto de acuerdo con indicadores de calidad durante las etapas del proceso de producción y comercialización.

4. Analizar y Actuar. Descifrar reportes, registros para actuar por medio de variaciones en el diseño del producto, de los procesos productivos y comerciales para alcanzar la mejora continua.

LOS CATORCE PUNTOS

1. Ser constante en el propósito de mejorar los productos y los servicios.
2. Adoptar la nueva filosofía.
3. No depender más de la inspección masiva.
4. Acabar con la práctica de adjudicar contratos de compra basándose exclusivamente en el precio.
5. Mejorar continuamente y por siempre el sistema de producción y de servicio.
6. Instituir la capacitación en el trabajo.
7. Instituir el liderazgo.
8. Desterrar el temor.
9. Derribar las barreras que haya entre áreas de staff.
10. Eliminar los slogans, las exhortaciones y las metas para la fuerza laboral.
11. Eliminar las cuotas numéricas.
12. Derribar las barreras que impiden el sentimiento de orgullo que produce un trabajo bien hecho.
13. Establecer un vigoroso programa de educación y de reentrenamiento.
14. Tomar medidas para lograr la transformación.

LOS SIETE PECADOS MORTALES

1. Falta de perseverancia en el propósito.
2. Realzar las utilidades para el corto plazo.
3. Evaluar el desempeño.
4. El continuo cambio de la gerencia.
5. Administrar una empresa basada solamente en cifras tangibles.
6. Costos sanitarios elevados.
7. Costos extraordinarios de garantía promovidos por abogados que laboran basados en una remuneración cuando se presenten imprevistos.

KAORU ISHIKAWA

Nace en Japón en el año de 1915. Obtuvo su grado en el Departamento de Ingeniería de la Universidad de Tokio. Se graduó de Doctor en Ingeniería en esa universidad. Ganó el premio Deming y fue reconocido por la Asociación Americana de la Calidad.

Es el primer autor que buscó establecer las diferencias entre los estilos de administración japonés y occidentales. Es uno de los precursores sobre el concepto de la calidad total en el Japón. Por ello, tuvo una fuerte influencia en el resto del mundo, por resaltar las diferencias culturales entre los países como un factor de importancia para alcanzar el éxito en la calidad. Es un gran convencido acerca de la importancia que tiene la filosofía en los pueblos orientales. Así como también, de la obligación de cambiar la forma de pensar de la gente con relación a su trabajo. La calidad se puede indicar como un constante proceso que por lo general podía ir un paso más allá. Hoy por hoy se le conoce por ser uno de los más conocidos gurús de la calidad mundial.

Ishikawa implantó su control de calidad en el Japón posterior a la guerra. Este autor lo definió como "desarrollar, diseñar, manufacturar y mantener un producto de calidad". Tal vez el aporte más significativo de Ishikawa haya sido su contribución para una estrategia de calidad japonesa.

Además, este autor consideraba que los directivos de las empresas no se centraran únicamente en hacer productos de calidad, sino que la calidad estuviera presente en toda la empresa, inclusive después de haber comprado. También era partidario que la calidad fuera llevada más allá del área de trabajo, a la vida cotidiana de cada persona.

Es uno de los fundadores de la Union of Japanese Scientists and Engineers (UJSE), agremiación que se ocupaba por mantener la calidad dentro de Japón a lo largo de la época posterior a la guerra.

Ishikawa realizó muchos aportes, entre los cuales se destacan:

- Primer autor que empleo el concepto de Control Total de Calidad (TQC).
- Diseño el diagrama causa-efecto, o espina de Ishikawa, o en inglés "fishbone diagram".
- Explicó la importancia de utilizar las 7 herramientas de calidad.
- Se desempeñó en los círculos de calidad. Analizó que los círculos de calidad eran de mayor importancia para las empresas de servicio que para las manufactureras.

Al profundizar en su Diagrama Causa-Efecto, este se puede reducir a que al realizar un análisis de cualquier problema y no solamente alusivo a la salud, éstos por lo general tienen distintas causas con diferente grado de importancia. Algunas razones pueden estar relacionadas con el principio del problema y otras, con las consecuencias que éste provoca.

Por tanto, el diagrama diseñado por Ishikawa permite graficar los orígenes del problema a estudiar o analizar. Se le conoce como "Espina de Pescado" debido a la forma en que se colocan cada uno de los orígenes o causas que a nuestro modo de ver dan origen al problema. Su ventaja es que ayuda a observar rápida y claramente, la relación existente entre cada una de las causas con el resto de las razones que determinan el origen del problema. En determinadas ocasiones pueden ser causas independientes y en otras, se presenta una estrecha relación entre ellas.

Se considera que la mejor forma para identificar problemas es mediante la participación de todo el equipo de trabajo y motivar a los participantes para que vayan exponiendo sus sugerencias. Las ideas o conceptos que vayan expresando los integrantes, se irán colocando en diferentes lugares del diagrama. Es por ello, que al observar el resultado logrado es que se puede deducir el diagrama de Ishikawa.

ELEMENTOS CLAVES DEL PENSAMIENTO DE ISHIKAWA

- La calidad inicia con la educación y termina con la educación.
- La primera fase hacia la calidad es determinar lo que el cliente necesita.
- La etapa ideal de la calidad es cuando no se necesita la inspección.
- Hay que escudriñar la raíz del problema, no los indicios.
- El control de la calidad es responsabilidad de todos los colaboradores.
- No trastocar los medios con las metas.
- Primero colocar la calidad y posteriormente las ganancias a largo plazo.
- El comercio es el insumo y el egreso de la calidad.
- Los altos ejecutivos de las compañías no deben envidiar al personal cuando aporta una opinión valiosa.
- Los problemas pueden resolverse con sencillas herramientas para el análisis.
- Información sin información de diseminación es información errada.

Kaoru Ishikawa también presenta al mundo las siete herramientas básicas como son:

1. Gráfica de Pareto.
2. Diagrama de Causa-Efecto.
3. Estratificación.
4. Hoja de Verificación.
5. Histograma.
6. Diagrama de Dispersión.
7. Gráfica de Control de Schewhart.

AVEDIS DONABEDIAN

Precursor acerca del estudio de calidad en la atención a la salud y conocido esencialmente por sus diferentes conceptos o pilares acerca de la calidad. Nació en Beirut, Líbano, el día 7 de junio del año 1919, vivió en un pueblo árabe al norte de Jerusalén. Cursó sus estudios de Medicina en la Universidad Americana de Beirut y en 1953 se muda a los Estados Unidos para estudiar la Maestría en Salud Pública en la Universidad de Harvard en el año de 1955. Para el año 1961 pasa a ser Profesor de la Escuela de Salud Pública de la Universidad de

Michigan, en donde realizó la parte central de sus teorías. Fallece el 9 de noviembre del año 2000.

Al momento de su fallecimiento se encontraba ejerciendo la cátedra en Nathan Sinaí como Profesor Emérito Distinguido de Salud Pública. También fue miembro del Instituto de Medicina de la Academia Nacional de Ciencias de los Estados Unidos de América y Miembro Honorario del Real Colegio de Médicos Generales del Reino Unido y de la Academia Nacional de Medicina de México. Se le otorgó la Medalla Sedgwick al Servicio Distinguido en Salud Pública, en el año 1999, la condecoración mayor valor conferida por la Asociación Norteamericana de Salud Pública.

Donabedian colocó mayor atención en el asunto concreto de la calidad de la atención en la salud que transformó los modelos señalados en aquel tiempo. Por medio de ocho libros y más de 50 artículos y cuantiosas asignaturas, cambió el pensamiento acerca de los sistemas de salud. Consideró que la respuesta social a las dificultades de salud, no es un grupo de sucesos no relacionados, sino más bien una causa complicada guiada por medio de principios generales. En la gran mayoría de sus textos Donabedian estuvo a la cabeza de sus colegas, manifestando un amplio horizonte intelectual.

Siendo el autor que introdujo los conceptos sobre Estructura, Proceso y Resultado, que conforman el modelo imperante sobre evaluación de la calidad de la atención a la salud.

En el boletín de la Organización Mundial de la Salud, en su número de junio de 2000, presentó uno de sus textos, en este escrito Donabedian analizaba acerca de la medición sobre la competencia del médico. En la parte introductoria de este artículo colocaba especial atención sobre los efectos de la calidad en la atención.

No se puede negar que Donabedian fue un incansable luchador para tratar de lograr el establecimiento de puentes entre lo académico – la teoría – y la acción – la práctica.

Dada su condición de padecer cáncer de próstata desde el año 1972 lo llevó a entender tan bien a sus iguales, por ser un paciente en carne propia durante largos años de su vida. Las afirmaciones que le comunicó a Fizthugh Mullan un mes antes de morir, nos brinda mucho conocimiento acerca de su pensamiento sobre la atención en salud.

- "La calidad que se observa en el hospital realmente está limitada a la competencia técnica y, más recientemente, a la atención superficial al proceso interpersonal. Mantenga contento al paciente, sea amable con el paciente, llámelo señor o señora; recuerde su nombre. La idea que los pacientes deben involucrarse en su atención en general no es practicada de manera responsable. Hoy día la gente habla de autonomía del paciente, pero por lo general eso se traduce en abandono del paciente. El médico debe trabajar diligentemente con el paciente a fin de llegar a una solución que a fin de cuentas sea aceptable para este, pero no sea dirigida. El papel del médico es asegurarse activamente de que el paciente llegue a una decisión razonable, pero sin ser manipulador".

- "Muchos médicos se esconden tras el alegato de que son buenos clínicos pero que el sistema está mal, sin darse cuenta de que ellos son el aspecto clave del sistema. (…)".

- "En las escuelas de medicina o áreas de la salud no se enseña administración del sistema. Y luego se pone a médicos y enfermeras a cargo de sistemas que suelen estar bajo presiones financieras de corto plazo. Estas presiones son reales, pero el objetivo de los buenos sistemas debe ser lidiar con ellas".

- "Nunca he estado convencido de que la competencia por sí sola pueda mejorar la eficiencia o la eficacia de la atención y ni siquiera de que pueda reducir el costo de la atención. Creo que la comercialización de la atención es un gran error. La salud es una misión sagrada. Es una empresa moral y una empresa científica pero no una empresa comercial en sentido estricto. No estamos vendiendo un producto. No tenemos un cliente que entiende todo y hace elecciones razonables – y en ello también me incluyo a mí mismo. Los médicos y las enfermeras son guías de algo muy valioso. Su labor es una suerte de vocación y no simplemente un trabajo; los valores comerciales no alcanzan a captar lo que ellos hacen por los pacientes y por la sociedad en su conjunto".

- "La conciencia en los sistemas y el diseño de los sistemas son importantes para los profesionales de la salud, pero no bastan. Sólo son mecanismos potenciadores. Lo esencial para el éxito de un sistema es la dimensión ética de los individuos. A fin de cuentas, el secreto de la calidad es el amor. Uno debe amar a su paciente; uno debe amar su profesión; uno debe amar a su Dios. Si tienes amor, entonces puedes volver la mirada para monitorear y mejorar el sistema. El comercialismo no debe ser la fuerza central en el sistema".

Otros pensadores importantes, pero menos conocidos tenemos a: Philip B. Crosby, Genichi Taguchi, Shigeo Shingo, Jan Carlzon, Stephen R. Covey, Taiichi Ohno, Masaka Imai, resaltamos a continuación sus aportes más importantes.

PHILIP B. CROSBY

Crosby sostiene que la calidad se fundamenta en cuatro principios absolutos:

1. Calidad es cumplir con los requisitos
2. El sistema de calidad es la prevención
3. El estándar de realización es cero defectos
4. La medida de la calidad es el precio del incumplimiento

Derivado de los anteriores principios, su propuesta se encamina a un programa de 14 pasos para mejorar la calidad:

1. Compromiso de la dirección
2. Equipo para la mejora de la calidad

3. Medición del nivel de la calidad
4. Conciencia de la calidad
5. Evaluación del costo de la calidad
6. Sistema de acciones correctivas
7. Establecer comité del programa Cero defectos
8. Entrenamiento en supervisión
9. Establecer el día Cero Defectos
10. Fijar metas
11. Remover causas de errores
12. Dar reconocimiento
13. Formar consejos de calidad
14. Repetir todo de nuevo

Toda empresa que se basa en la administración por calidad pasa por seis fases de cambio denominadas las 6C´s:

1. Compresión
2. Compromiso
3. Competencia
4. Comunicación
5. Corrección
6. Continuidad

Pero, la administración tiene la responsabilidad aportar las tres T´s:

1. Tiempo
2. Talento
3. Tesoro

Por otro lado, a Crosby se ideó la vacuna de calidad, mediante la cual se representa la necesidad que tiene toda empresa de notificar el producto no conforme de acuerdo con las especificaciones del producto. Por ello, la vacuna se conforma de los siguientes elementos:

- Integridad
- Sistemas
- Comunicaciones
- Operaciones
- Políticas

GENICHI TAGUSHI

Otro autor un poco conocido e Genichi Tagushi. Este autor define la calidad en términos de pérdida económica. Por tanto, la calidad es definida en forma monetaria a través de la función de pérdida, teniendo que, a mayor variación de una especificación con relación al valor nominal, mayor será la pérdida económica trasladada al consumidor.

Los 7 puntos de TAGUSHI

1. Es importante definir la calidad en términos económicos a través de la función de pérdida.
2. Para poder subsistir en la actualidad es necesario aplicar el proceso de mejora continua y la reducción de la variabilidad por ser indispensables.
3. El proceso de mejora continua se encuentra estrechamente relacionado con la disminución de la variabilidad centrada hacia el valor objetivo.
4. La variabilidad en el desempeño del producto crea una pérdida para el usuario y ésta puede valorarse como el cuadrado de la diferencia entre el desempeño real y el valor trazado.
5. Es mediante la fase de diseño donde se establece la calidad y se estima el costo final del producto.
6. Se puede diseñar un producto basado en la parte no lineal de su respuesta con el objeto de reducir la variabilidad.
7. Se puede reducir la variabilidad a través del diseño de experimentos, al optar los tipos ideales de las variables implicadas en la fabricación del producto.

Por ello, la ingeniería de calidad realiza tareas con el objeto de disminuir las pérdidas originadas por la variación.

SHIGEO SHINGO

Es autor que posiblemente es más conocido por sus aportes en el área de la maximización de la producción que sobre la calidad total. Sin embargo, la principal tesis para su filosofía es que uno de los mayores obstáculos para la maximización de la producción es encontrase con dificultades de calidad. Su método SMED (cambio rápido de instrumental) trabaja de maravillas si se tiene un proceso con cero defectos, para lo cual propuso el desarrollo de sistemas Poka–Yoke (a prueba de errores).

CERO INVENTARIOS

Una de las ventajas que una empresa puede obtener del método de cero inventarios en proceso son, además, del ahorro financiero son:

Drástica reducción de los defectos de producción a cero, debido a que al presentarse algún defecto se detiene la producción, hasta poder eliminar sus causas que lo produce. Por tanto, al reducir a cero defectos, los sobrantes de materias primas por productos rechazados se reducen a cero y el consumo de energía y de otros materiales consumibles se bajan al mínimo.

Además, las fábricas requieren de menos espacio porque no tienen que almacenar inventarios en proceso ni materiales irregulares o defectuosos.

Así, el sistema de producción está en la obligación de trabajar sin defectos, lo que lo torna previsible y, por lo tanto, seguro en relación con la entrega de justo a tiempo.

Por ello, el sistema POKA–YOKE no es más que el desarrollo de unidades ayuden a detectar los defectos de producción y lo informen prontamente para ir a la raíz del problema y evitar que vuelva a suceder.

Shingo también propuso el concepto de revisión en la fuente para encontrar los errores a tiempo. Por medio de este método se detiene y corrige el proceso en forma inmediata para evitar posteriormente se torne en principio de producto defectuoso.

Otro de los factores para llegar a tener éxito en el proceso de producción es mediante la implantación de las Cinco S´s: que vienen a significar orden y limpieza. Para ello, se hace posible por medio de la organización del puesto de trabajo introduciendo la técnica japonesa de las 5 S´s:

1. Seri: Selección. Diferenciar lo necesario de lo que no es.
2. Seition: Orden. Un sitio para cada cosa y cada cosa en su sitio.
3. Seiso: Limpieza. Emplear métodos para mantener aseado el puesto de trabajo.
4. Seiketsu: Normalización. Establecer normas y métodos que sean fáciles de seguir.
5. Shitsuke: Mantenimiento. Crear métodos para volverlo una costumbre.

NIVELES DE PREVENCIÓN POKA–YOKE

Dentro de los niveles de prevención indicados para el Poka-Yoke se tienen:

Nivel Cero. Bridar información mínima a los empleados acerca de las operaciones normales.

Nivel 1. Información sobre resultados de actividades de control. Informar los resultados de actividades de control para que cada empleado pueda observar su desempeño.

Nivel 2. Información de normas. Se indican las normas y métodos para que cada empleado comience a encontrar las no conformidades y ayude a corregirlas.

Nivel 3. Establecer normas claramente dentro del puesto de trabajo. Hacer una norma de su propio medio de trabajo, con sus materiales, equipo o espacio, construir métodos y procesos normales dentro de su propio puesto de trabajo.

Nivel 4. Alarmas. Para guiar el tiempo de inspección y la velocidad de respuesta, es necesario instalar una alarma a la vista de todos que indique a los empleados cuando se haya producido algún defecto o irregularidad.

Nivel 5. Prevención. El sistema de control visual brinda el tiempo necesario y la sutileza para detectar y corregir las irregularidades.

Nivel 6. A prueba de errores. El empleo de una amplia gama de dispositivos para inspeccionar el cien por ciento de los productos, de tal forma que estén diseñados a prueba de errores o fallas, y se pueda garantizar que la irregularidad no se vaya a presentare nuevamente durante el proceso.

JAN CARLZON

A este autor se le atribuye el concepto *momentos de la verdad*, a partir del mismo se desarrolló todo un programa de administración de la calidad para empresas de servicio.

Para Carlzon, los momentos de la verdad son aquellos intervalos de tiempo en los que los empleados de una empresa tienen contacto con sus clientes para llevar a cabo la entrega de un servicio, es durante estos instantes en que la empresa se coloca a prueba, por cuanto la imagen depende en esos momentos de la capacidad tiene empleado para satisfacer las necesidades del cliente y causar buena impresión.

Dentro de su estrategia de calidad se detallan todos los pasos que el cliente sigue al momento de recibir el servicio, desde la visión del cliente, a éste se le denomina el ciclo de servicio y en este se fijan los momentos de verdad que pueden encontrarse, quien se encuentra a cargo en esos momentos y que debe saber o decidir para aceptar responsabilidades.

Al proceso de transferencia de autoridad para tomar decisiones acerca de las políticas y reglamentos de la empresa lo denominó *empowerment*, de acuerdo con Carlzon todos los empleados requieren sentirse y conocer que son necesarios, por cuanto la motivación es una clave fundamental para alcanzar la calidad.

Mientras que, los clientes no están interesados en conocer que forman parte de un gran mercado identificado por patrones, todos quieren ser tratados como personas, por lo que el empleado que los atiende no debe sentirse comprometido con políticas de la empresa diseñadas considerando a todos los clientes por igual. Únicamente ese empleado podrá darse cuenta de las diferencias entre los clientes y estará capacitado para tomar decisiones para brindarle al cliente lo que requiere.

STEPHEN R. COVEY

Según Covey, las costumbres son el resultado al poder interceptar el conocimiento, la capacidad (habilidad) y el deseo (la actitud), por ser estas necesarias para alcanzar la excelencia personal. También sostiene que la madurez personal siempre se encuentra en desarrollo.

Covey recomienda fomentar siete costumbres u hábitos que tienen las personas efectivas:

1. Ser proactivo. Nuestro comportamiento se encuentra en función de nuestras decisiones, no de nuestras situaciones.
2. Tener un objetivo en mente. Es decir, tener un objetivo fijo, saber bien a dónde queremos llegar.
3. Establecer primero lo primero. Conocer como auto administrarse, y no permitir que hagan las cosas por nosotros.

4. Pensar en ganar/ganar. Se debe considerar la relación ganar/ganar, o en otras palabras que ambas partes queden satisfechas.
5. Procurar primero entender y luego ser entendido. Para ello se debe practicar la empatía.
6. Sinergizar. Estar en capacidad de poder trabajar en equipo.
7. Afilar el hacha. Procurar siempre la continua excelencia personal.

Al analizar estos siete puntos se observa, los 3 primeros llevan a la excelencia individual; los siguientes 3, a la excelencia social y el último es el que hace posible los 6 anteriores.

Para poder mejorar se necesita estar en autocontrol, para ello se debe:
- Saber a dónde nos dirigimos
- Darnos cuenta de si lo estamos alcanzando
- Contar con los medios y las oportunidades para alcanzarlo

Tal como se puede deducir de lo expresado anteriormente, la consecución de la calidad es una propuesta que va unida con el concepto de prestación de servicios de salud. Hay que estar conscientes, convencidos y con el compromiso de desarrollar todas nuestras acciones, y estrategias en el marco para lograr la satisfacción de los usuarios, una eficiente prestación del servicio, y así generar los menores costos posibles.

Para ello, debemos generar, asegurar, controlar y mejorar nuestros procesos, enmarcados en la plena satisfacción de nuestros usuarios internos y externos. Desarrollar un sistema de gestión basado en procesos.

TAIICHI OHNO

Otro de los autores que emitió un concepto relacionado con la calidad es Taiichi Ohno. Siendo vicepresidente de Toyota Motor fue el creador del método administrativo justo a tiempo, *Just in time* (JIT). Este método de gestión se encuentra orientado hacia la mejora de los resultados de la empresa con la participación de todos los empleados, por medio de la eliminación de actividades que no aporten valor al proceso.

MASAKA IMAI

Este autor japonés propone la estrategia Kaizen. Es un sistema que resume varias teorías que pueden ser aplicadas a las diferentes estructuras de la empresa. Kaisen es una palabra japonesa que significa mejora. Donde su raíz Kai, es cambio y Zen, es bondad. Por lo tanto, para este autor todo es susceptible de ser mejor, con la ayuda y participación de todas las personas que hacen parte en el proceso.

Los pensamientos de estos importantes pensadores y generadores de calidad, de manera especial los postulados de Avedis Donabedian, son básicos para la gestión en calidad en salud y sirven de fundamento al modelo de gestión de auditoría y calidad que se presenta en el capítulo del Modelo PLECOSER

Aporte de los Estudiantes de Administración General en Salud con relación a este Capítulo

Ofrece una visión profunda y exhaustiva del concepto de calidad en la gestión de salud y su relación con la satisfacción del usuario. A lo largo del capítulo, se resalta la importancia de la calidad y se presentan diferentes visiones y teorías de referentes clave en la gestión de calidad, incluyendo a Steve Jobs, Joseph M. Juran, Walter Shewhart, W. Edwards Deming, Kaoru Ishikawa, y Avedis Donabedian.

El capítulo comienza con una cita de Steve Jobs que enfatiza la necesidad de amar lo que uno hace para hacerlo bien. Esta idea de pasión y compromiso es esencial en la gestión de la calidad en la salud, ya que los profesionales de la salud deben estar plenamente comprometidos con la mejora continua de sus servicios para satisfacer las necesidades de los usuarios.

Aquí, se hace una crítica constructiva al capítulo. Aunque el enfoque en la calidad es esencial, sería beneficioso explorar más a fondo cómo las instituciones de salud pueden cultivar esta pasión y compromiso entre su personal. ¿Qué estructuras de apoyo, incentivos y oportunidades de desarrollo profesional pueden implementar para motivar a su personal a buscar la excelencia en la atención al paciente?

El capítulo también aborda el concepto de calidad desde diversas perspectivas teóricas, lo que añade una profundidad y complejidad valiosas a la discusión. Sin embargo, sería útil tener una mayor síntesis y evaluación crítica de estas teorías. ¿Cómo se comparan y contrastan estas teorías? ¿Qué implicaciones prácticas tienen para la gestión de la calidad en la salud?

Además, aunque el capítulo toca la importancia de la individualidad y las diferencias en las necesidades de atención de salud, no explora en profundidad cómo los sistemas de salud pueden adaptarse a estas diferencias. ¿Cómo pueden los sistemas de salud ser diseñados para ser más centrados en el usuario y responder a las necesidades individuales de cada paciente?

El capítulo también hace hincapié en la importancia de la individualidad en la atención sanitaria y en cómo los sistemas de salud necesitan adaptarse a las necesidades individuales de cada paciente. Este es un aspecto crítico del sistema de gestión de la salud que a menudo se pasa por alto, y la discusión sobre este tema en este capítulo es un recordatorio valioso de que cada paciente es único y que los sistemas de salud deben ser flexibles y adaptables para satisfacer sus necesidades individuales.

Además, me parece interesante la propuesta de utilizar el modelo PLECOSER como una metodología para alcanzar la calidad en la atención sanitaria. Sin embargo, la explicación y descripción de este modelo en el capítulo podrían haber sido más profundas y detalladas para que los lectores puedan entender completamente cómo se puede aplicar este modelo en la práctica.

En resumen, este capítulo proporciona una visión completa y bien fundamentada de la gestión de la calidad en la salud, con un fuerte énfasis en la importancia de centrarse en el usuario. Sin embargo, podría beneficiarse de una mayor exploración de cómo estos conceptos teóricos de calidad se pueden aplicar en la práctica en el sistema de salud y cómo se puede mejorar la experiencia del usuario.

El capítulo ofrece una amplia visión de la calidad en la gestión de la salud y su impacto en la satisfacción del usuario. Es especialmente relevante la inclusión de diferentes teorías y visiones de referentes clave en la gestión de calidad. Sin embargo, sería útil proporcionar una discusión más detallada sobre cómo estas teorías pueden ser efectivamente aplicadas en un entorno de salud.

Aunque el capítulo hace un buen trabajo destacando la importancia de la pasión y el compromiso en la gestión de salud, sería beneficioso incluir sugerencias o estrategias

concretas sobre cómo las instituciones de salud pueden inculcar y fomentar estos valores entre su personal. ¿Se pueden introducir incentivos específicos o programas de desarrollo profesional para promover la mejora continua?

Además, a pesar de que el capítulo menciona la importancia de la individualidad y las diferencias en las necesidades de atención de salud, sería valioso explorar más a fondo cómo los sistemas de salud pueden adaptarse a estas diferencias. ¿Cómo pueden los sistemas de salud ser diseñados para ser más centrados en el usuario y personalizar la atención de acuerdo con las necesidades individuales de cada paciente?

El modelo PLECOSER es presentado como una propuesta interesante para alcanzar la calidad en la atención sanitaria. Sin embargo, se beneficiaría de una descripción más detallada y una explicación más clara de cómo se puede aplicar este modelo en la práctica.

En resumen, el Capítulo 6 ofrece una visión valiosa de la gestión de calidad en salud, destacando la importancia de centrarse en el usuario. Sin embargo, podría beneficiarse de más detalles prácticos y ejemplos reales de cómo estos conceptos pueden ser implementados en el sistema de salud. También sería útil incluir más estrategias y sugerencias sobre cómo promover la pasión y compromiso entre el personal de salud y cómo adaptar los sistemas de salud para satisfacer las necesidades individuales de cada paciente.

ofrece una visión profunda y exhaustiva del concepto de calidad en la gestión de salud y su relación con la satisfacción del usuario. A lo largo del capítulo, se resalta la importancia de la calidad y se presentan diferentes visiones y teorías de referentes clave en la gestión de calidad, incluyendo a Steve Jobs, Joseph M. Juran, Walter Shewhart, Edwards Deming, Kaoru Ishikawa, y Avedis Donabedian.

El capítulo comienza con una cita de Steve Jobs que enfatiza la necesidad de amar lo que uno hace para hacerlo bien. Esta idea de pasión y compromiso es esencial en la gestión de la calidad en la salud, ya que los profesionales de la salud deben estar plenamente comprometidos con la mejora continua de sus servicios para satisfacer las necesidades de los usuarios.

Aquí, se hace una crítica constructiva al capítulo. Aunque el enfoque en la calidad es esencial, sería beneficioso explorar más a fondo cómo las instituciones de salud pueden cultivar esta pasión y compromiso entre su personal. ¿Qué estructuras de apoyo, incentivos y oportunidades de desarrollo profesional pueden implementar para motivar a su personal a buscar la excelencia en la atención al paciente?

El capítulo también aborda el concepto de calidad desde diversas perspectivas teóricas, lo que añade una profundidad y complejidad valiosas a la discusión. Sin embargo, sería útil tener una mayor síntesis y evaluación crítica de estas teorías. ¿Cómo se comparan y contrastan estas teorías? ¿Qué implicaciones prácticas tienen para la gestión de la calidad en la salud?

Además, aunque el capítulo toca la importancia de la individualidad y las diferencias en las necesidades de atención de salud, no explora en profundidad cómo los sistemas de salud pueden adaptarse a estas diferencias. ¿Cómo pueden los sistemas de salud ser diseñados para ser más centrados en el usuario y responder a las necesidades individuales de cada paciente?

El capítulo también hace hincapié en la importancia de la individualidad en la atención sanitaria y en cómo los sistemas de salud necesitan adaptarse a las necesidades individuales de cada paciente. Este es un aspecto crítico del sistema de gestión de la salud que a menudo se pasa por alto, y la discusión sobre este tema en este capítulo es un recordatorio valioso de que cada paciente es único y que los sistemas de salud deben ser flexibles y adaptables para satisfacer sus necesidades individuales.

Además, me parece interesante la propuesta de utilizar el modelo PLECOSER como una metodología para alcanzar la calidad en la atención sanitaria. Sin embargo, la explicación y descripción de este modelo en el capítulo podrían haber sido más profundas y detalladas para que los lectores puedan entender completamente cómo se puede aplicar este modelo en la práctica.

En resumen, este capítulo proporciona una visión completa y bien fundamentada de la gestión de la calidad en la salud, con un fuerte énfasis en la importancia de centrarse en el usuario. Sin embargo, podría beneficiarse de una mayor exploración de cómo estos conceptos teóricos de calidad se pueden aplicar en la práctica en el sistema de salud y cómo se puede mejorar la experiencia del usuario.

Capítulo 7
Observación y Calidad

"Dime cómo mides y te diré cómo me comporto."
ELIYAHU M. GOLDRATT

El efecto Hawthorne es un resultado descrito por la ciencia psicológica que hace referencia a cómo la observación de una persona durante la jornada laboral afecta a su rendimiento. El concepto debe a los experimentos que se realizaron en la empresa Hawthorne Works, la cual solicitó una serie de estudios dentro de sus instalaciones con el fin de conocer cómo diferentes podían incidir en la productividad de cada uno de sus empleados.

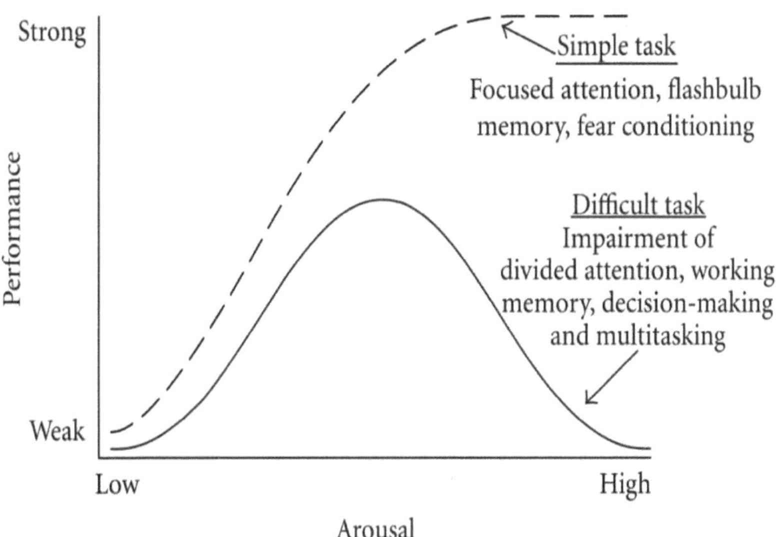

Figura *10*. Resultados de experimentos en la Empresa Hawthorne

Los datos conseguidos no produjeron determinado interés hasta que, en la década de los años de 1950, el investigador Henry Landsberger encontró que el cumplimiento de los trabajadores presentaba una relación con la observación. Mejoraban cuando se sentían observados.

Según las conclusiones de Landsberger, gran parte de la planta de personal de la citada empresa alteraba sus rutinas, así como la intensidad de su actividad, cuando era sometida a observación directa y avisados con una comunicación previa.

El modelo de atención en salud debe tener presente de la forma más positiva y motivante el efecto Hawthorne incluyéndolo en los procesos cotidianos para todas las instituciones prestadoras de servicios de salud; comprendiendo la calidad deseada circunscrita a un conjunto de lineamientos, procesos, acciones y herramientas aplicadas en la organización de la prestación del servicio para garantizar la disponibilidad, accesibilidad, oportunidad, aceptabilidad, integralidad, calidad e idoneidad profesional, continuidad, fuerte resolución y eficiencia de la atención en salud, con enfoque centrado en la persona y en los resultados en salud, considerando su curso de vida y su entorno, en la promoción, prevención, diagnóstico, tratamiento, rehabilitación y paliación que legitimen el derecho fundamental a la salud.

El concepto de calidad ha venido evolucionando con el tiempo, en el pasado estaba atado a la realización de hacer las cosas bien independientes del costo o el esfuerzo, con el objetivo de fabricar un producto único. Era más bien un concepto de tipo artesanal.

Con la llegada de la revolución industrial se relaciona producción con calidad, se busca brindar satisfacción a la demanda y de esta forma lograr un rendimiento económico.

Durante la Segunda Guerra Mundial la calidad estuvo relacionada con la eficacia del armamento sin tener en cuenta para la producción su costo, con la más grande y más acelerada producción.

En la época posterior a la guerra, en el Japón se relaciona la calidad con producir las cosas bien, minimizar costos por medio de la calidad, satisfacer los requerimientos de los clientes. Mientras que en el resto de los países se caracterizaron por producir más, satisfacer la demanda que se produjo posterior a la guerra.

Posterior a esta etapa se comienza a introducir las técnicas de revisión de la producción para impedir la salida de productos defectuosos. Desde este momento nace el concepto sobre el control de la calidad.

El concepto Aseguramiento de la Calidad, se presenta posteriormente y se define como sistemas desarrollados para evitar que se fabriquen productos imperfectos. Posteriormente el concepto evoluciona a lo que se denomina la Calidad Total, es una teoría administrativa enfocada en la continua satisfacción de los requerimientos del cliente.

Calidad de la Atención En Salud

El doctor Donabedian, ha definido la calidad en salud como: "Una propiedad de la atención médica que puede ser obtenida en diversos grados. Obtener mayores beneficios con menores riesgos para el usuario, en función de los recursos disponibles y de los valores sociales imperantes".

Además:

La atención médica se da como el tratamiento que proporciona un profesional de la salud a un episodio de enfermedad claramente establecido, en un paciente dado, del cual se originan dos aspectos, el primero, como la atención técnica que es la aplicación de la ciencia y tecnología para la resolución de un problema de salud y el segundo como la relación interpersonal, que es la interacción social y económica entre el profesional de la salud y el paciente. (p. 6)

Por otro lado, la calidad comprende cuatro dimensiones:
1. La dimensión técnica. Reside en la mejor implementación de todo el conocimiento profesional unido a la tecnología conforme a los procedimientos y equipos utilizables en favor del paciente.

2. La seguridad. Busca que al tratar a un paciente se logre el mayor beneficio con el menor riesgo para él mismo, por lo que no se puede lograr beneficios para un paciente a costa del incremento de los riesgos a él o a sus familiares.

3. El servicio. Es considerada de suma importancia la oportunidad y continuidad con que se le presta la atención al paciente, siendo muy relevante la relación interpersonal con este, las condiciones del lugar en que se preste el servicio y el fácil acceso que se disponga para la prestación del servicio.

4. La relación costo- beneficio. Comprendiendo la relación existente con los beneficios y los riesgos que se deriven de ello, puesto que al mejorar la calidad esto puede hacer que se incrementen los costos.

El concepto de calidad podrá variar, dependiendo del enfoque del que se le mire, el interés del proveedor de los servicios (IPS, profesional), del pagador (EPS, ARS, paciente) o del receptor (usuario). Juran la define como "idoneidad o aptitud o para el uso"; en tanto que para Ishikawa es la "satisfacción de los requisitos de los consumidores de ese producto o servicio".

En las instituciones donde se presten servicios de salud es necesario el tener que desarrollar programas de garantía de calidad, iniciando desde el servicio clínico individual hasta llegar a las redes de prestadores de servicios de salud. Por lo tanto, se hace de forma indispensable desarrollar procedimientos continuos para la medición y evaluación tanto cuantitativa como cualitativamente de la calidad de la atención suministrada. Para ello es indispensable colocar estándares que permitan comparar el sistema en forma invariable y la percepción que de él tienen los usuarios, todo ello con el objeto de implantar procesos de mejoramiento continuo que ayuden a elevar la calidad dentro del sistema y hacia los usuarios del mismo.

Uno de los métodos para poder evaluar la calidad de la atención es mediante la definición de indicadores y estándares, ya que estos deben adaptarse y establecerse de acuerdo a una situación en particular que se va a evaluar y los objetivos que se buscan, porque el gran reto de los sistemas de salud para desarrollar una metodología de evaluación apropiada y adaptada a las necesidades y oportunidades de diversas áreas radica en definir unos criterios unificados acerca de lo que consiste la atención en salud.

Siguiendo las enseñanzas del doctor Donabedian se tienen en cuenta tres elementos primordiales para poder evaluar la calidad en salud:

1. La estructura. Son las características de las áreas en donde se presta la atención. Su evaluación, tiene como finalidad el análisis sobre las particularidades de las instalaciones, equipos, tecnología, talento humano técnico y auxiliar, recursos financieros y sistema de información interna y externa. La estructura es muy importante para el desarrollo de los procesos y para las normas de comportamiento de las personas y de los sistemas en ella incluidos. Las ventajas de esta valoración se basan en la posibilidad de poder obtener una información objetiva, valiosa y confiable. Su gran desventaja está en no poder deducir la calidad de la estructura, o la buena calidad de la atención. La estructura implica las cualidades de los centros en los que la asistencia se produce. Esto incluye las cualidades de los recursos materiales (como facilidades, equipamiento y dinero), de los recursos humanos (número y cualificación del personal), y de la estructura organizativa (como la organización del equipo médico, métodos de control de calidad y métodos de reembolso)

2. El proceso. Este involucra todas las acciones ejecutadas por los prestadores de la atención y sus habilidades para ofrecerla. La evaluación de la calidad a nivel del *Proceso* incorpora toda la información sobre los servicios ofertados por los profesionales de la institución, y sobre el alcance sobre la coordinación e integración entre las diferentes dependencias que tienen a su cargo el diagnóstico, tratamiento y rehabilitación, y del apoyo administrativo financiero, donde reclama mayor importancia la existencia y aplicación de las pautas o protocolos de manejo diagnóstico y terapéutico. El proceso implica lo que en realidad se hace al dar y recibir la asistencia. Incluye las actividades del paciente al buscar y llevar a cabo la asistencia y las actividades del facultativo al hacer el diagnóstico y recomendar o ejecutar un tratamiento.

3. Los resultados. Son considerados los beneficios que alcanza el paciente. La evaluación de la calidad en los *Resultados* se mide por medio de indicadores que valoran la conservación o mejoría en el estado de salud del paciente, la presencia o ausencia de eventos adversos, la muerte o invalidez en diferente nivel. Se evalúa de igual manera la satisfacción alcanzada por el proveedor y el usuario de los servicios. Las ventajas que se pueden lograr con esta evaluación son la efectividad del cuidado en salud, que los resultados en términos globales sean más reales y la cuantificación con mayor exactitud, y los estudios pueden llegar a ser más universales y comparables teniendo como referencia la validez y confiabilidad de esos resultados. El resultado implica los efectos de la asistencia en el esta- do de salud del paciente y de la población. Las mejoras en los conocimientos del paciente y los cambios en su comportamiento sanitario se incluyen en una definición amplia del estado de salud, al igual que el grado de satisfacción del paciente respecto de la asistencia. Este enfoque tripartito de la evaluación de la calidad es sólo posible porque una buena estructura aumenta la posibilidad de un buen proceso, y un buen proceso aumenta la posibilidad de un buen resultado. Por lo tanto, es necesario tener establecida dicha relación antes que cualquier componente de la estructura, del proceso o del resultado pueda ser utilizado para evaluar la calidad. La actividad de la evaluación de la calidad no está

específicamente pensada para establecer la presencia de estas relaciones. Debe haber un conocimiento anterior de la relación entre estructura y proceso, y entre proceso y resultado, antes que la evaluación de la calidad pueda ser realizada.

La principal herramienta para poder realizar la evaluación de la calidad de atención en salud la conforma la auditoria médica, con la que se evalúa la estructura, procesos y resultados de la prestación de servicios de salud.

Donabedian es el más expresivo en la metodología, que debe tenerse presente para poder evaluar la calidad. Los requisitos dirigidos hacia la estructura encierran los recursos con que cuentan los proveedores de la salud; los parámetros del proceso comprenden el objeto primario de evaluación, al incluir las actividades que se deben realizar por y entre profesionales y pacientes, y entre los requisitos de resultado se introduce el cambio del estado actual y futuro de la salud del paciente.

En Colombia tras la implementación del SGSSS, se ha vendido dando un gran énfasis a la calidad de la prestación de los servicios de salud que deben ofrecer las Instituciones Prestadoras de Servicios (IPS), especialmente con el Decreto 2174 del año 1996 con el cual se ordenó el Sistema Obligatorio de Garantía de Calidad cambiado posteriormente por el Decreto 2309 del año 2002 y el del 3 de abril de 2006 con el Decreto 1011 de 2006. El Decreto 780 del año 2016 "Por medio del cual se expide el Decreto Único Reglamentario del Sector Salud y Protección Social ", que fue una compilación del Decreto 1011 del año 2006 "Por el cual se establece el Sistema Obligatorio de Garantía de Calidad de la Atención de Salud (SOGCS) del Sistema General de Seguridad Social en Salud"

Por medio de la Resolución 3100 del año 2019 "Por la cual se definen los procedimientos y condiciones de inscripción de los prestadores de servicios de salud y de habilitación de los servicios de salud y se adopta el Manual de Inscripción de Prestadores y Habilitación de Servicios de Salud".

El SOGCS está compuesto por cuatro grandes elementos a saber: Sistema Único de Habilitación (SUH), Programa de Auditoria para el Mejoramiento de la Calidad (PAMEC), Sistema Único de Acreditación (SUA) y el Sistema de Información para la Calidad en Salud (SICS).

Resumiendo, acerca de los elementos fundamentales que deben tenerse presente cuando se vaya a desarrollar el sistema, no solamente como un modelo de presentación sino como un modelo para la orientación de la oferta pública a nivel territorial que sirva de apoyo a la prestación de los servicios de salud en el territorio y haga posible la atención de la población.

<u>Sistema Único de Habilitación</u>
* Habilitación de servicios
* Organizaciones funcionales
* Redes integrales de prestadores de servicios de salud

<u>Sistema Único de Acreditación</u>
* Sistema de Información para la Calidad
* Auditoría para el mejoramiento de la Calidad

El Sistema Obligatorio de Garantía de Calidad de la Atención en Salud tiene como objetivo proteger la salud de la población haciendo posible los derechos a la vida y a la salud consagrados por nuestra Constitución.

Tabla 2. Estructura de la atención médica en Colombia

Estructura		
	Administrativa	Estrategias políticas Liderazgo Metas, objetivos Procedimientos administrativos Sistemas de recompensa y reconocimiento
	Técnica	Métodos de gestión Productos, servicios y especificaciones Tecnología Know-how Sistemas de información Equipos, infraestructura
	Humana	Habilidades, conocimiento Valores, códigos de conducta Autoridad y responsabilidad División de tareas y funciones Modelos mentales Normas y reglas

La Ley 100 del año 1993 establece que uno de los principios del servicio público de salud es la calidad en su Artículo 153, Numeral 9 y la relaciona con procedimientos de evaluación y control de los servicios de salud que aseguren unos contextos de calidad, en formas de atención oportuna, personalizada, humanizada, integral y continua, conforme a los estándares nacionales y los procedimientos en la práctica profesional.

Además de establecer la Calidad como principio del SGSSS, la Ley 100 del año 1993 en sus Artículos 186, 199, 227 y 232 dispone la reglamentación del Sistema de Acreditación para ofrecer información a los usuarios sobre la calidad de la prestación de servicios de salud y promocionar su mejoramiento, como también que definirá normas para evaluar la satisfacción de los usuarios, los tiempos máximos de espera por servicios, según patologías y necesidades del usuario. En sus Artículos 227 y 232 establece la obligatoriedad de los Sistemas de Garantía de Calidad y auditoria que deben seguir las IPS y EPS, con el fin de poder garantizar la estricta calidad en la prestación de los servicios.

La Superintendencia Nacional de Salud con referencia a la calidad expidió las siguientes circulares:

- Circular Externa No.014 del 28 de diciembre del año 1995, sobre la Atención de Urgencias.

- Circular Externa No.022 del 13 de noviembre del año 1996, sobre las competencias del Nivel Departamental sobre Inspección, Vigilancia y Control (IVC) del SGSSS donde se establecen las actividades de inspección, control y vigilancia de la calidad en la prestación de los servicios de salud, buscando verificar que los prestadores del Servicio Público de Salud efectúen sus actividades según el marco jurídico que los regula, en especial ante el cumplimiento de los principios rectores del Sistema General de Seguridad Social en Salud, contenidos en la Ley 100 del año 1993, dentro de los que se encuentra el de Calidad.

Con la expedición de la Ley 715 del 21 de diciembre del año 2001 se confirma el mandato de la Ley 100 de 1993 y se establece el ajuste del Sistema Obligatorio de Garantía de Calidad, así como también la regulación de los Sistemas de Habilitación y de Acreditación de IPS y EPS.

Por medio del Decreto del 15 de octubre del año 2002 se establece su cumplimiento en los Prestadores de Servicios de Salud, las Entidades Promotoras de Salud, las Administradoras del Régimen Subsidiado, las Entidades Adaptadas, las Empresas de Medicina Prepagada y a las Entidades Departamentales, Distritales y Municipales de Salud. En su Artículo 6, del

Decreto en mención se definen las particularidades del SOGC y del SGSSS, con el objetivo de evaluar y mejorar la Calidad de la Atención de Salud, así:

• Accesibilidad. Viene a ser la posibilidad que tiene todo usuario de poder gozar de los servicios de salud que le brinda el Sistema General de Seguridad Social en Salud.

• Oportunidad. Viene a ser la posibilidad que tiene todo usuario de conseguir los servicios que requiere, sin la presentación de demoras que coloquen en riesgo su vida o su salud. Este factor se relaciona con el ordenamiento de la oferta de servicios en correspondencia con la demanda, y con el grado de coordinación institucional para administrar el acceso a los servicios.

• Seguridad. Viene a constituirse como el conjunto de elementos estructurales, procesos, instrumentos y metodologías, fundamentados en evidencia científicamente probada, que conduzcan a minimizar el riesgo de sufrir un evento adverso en el proceso de atención de salud o de minorar sus consecuencias.

• Pertinencia. Viene a ser el nivel en el cual los usuarios consiguen los servicios requeridos, según la evidencia científica, y sus efectos marginales sean mínimos a los beneficios potenciales.

• Continuidad. Viene a ser el nivel en el cual los usuarios reciben las intervenciones requeridas, por medio de una secuencia lógica y racional de actividades, fundada en el conocimiento científico.

La norma hace énfasis en la necesidad que tienen las organizaciones de salud de contar con procedimientos de auditoría, define su forma de operar y funcionar en cada una de ellas EPS, IPS y Direcciones Territoriales de Salud (DTS), también indica la importancia de adoptar indicadores y estándares que les ayuden a precisar los indicadores de calidad esperada en sus procesos de atención. A partir de esta información, estas Instituciones deben realizar acciones preventivas, de seguimiento y coyunturales, en las que se midan de forma continua y sistemática, la proporción entre los indicadores señalados y los resultados conseguidos, para poder cumplir con sus funciones de garantizar el acceso, la seguridad, la oportunidad, la pertinencia y la continuidad de la atención y la satisfacción de los usuarios.

En el Artículo 40 de este Decreto se señalan los procesos urgentes que deben evaluarse para cada una de estas instituciones. Por ejemplo: tanto las EPS, como ARS, deben continuar con procesos de auto-evaluación sistematizada de la capacidad de su red de servicios de salud; de la ejecución del sistema de referencia y contrarreferencia, como también tendrán comprobar que todos los prestadores de su red de servicios se encuentren completamente habilitados. Por otro lado, las EPS están en la obligación de medir en forma sistemática la satisfacción de los usuarios con relación al cumplimiento de sus derechos, y al poder contar con acceso y oportunidad a los servicios.

A su vez, en las IPS las Auditorias de Calidad deberán centrarse como por lo menos en procesos de auto-evaluación de eventos identificados como urgentes, con base en la observación de los elementos de calidad indicados en el Decreto 1011 del año 2006, como también el de poder satisfacer a los usuarios, con relación a los servicios ofertados.

La ejecución del sistema de habilitación para las IPS fue reglamentada por medio de la Resolución 1043 del año 2006, con la cual se apropian los formularios de inscripción y novedades para el registro especial de prestadores de servicios de salud, se instauran los manuales de estándares y de procedimientos, las situaciones de capacidad patrimonial y financiera del sistema único de habilitación de prestadores de servicios de salud.

Dentro del Manual de Estándares de las Condiciones Tecnológicas y Científicas del Sistema Único de Habilitación de los Prestadores de Servicios de Salud se define los procesos urgentes que necesitan ser centro de evaluación y seguimiento por parte las IPS, como también se integran los requisitos de evaluación.

Con relación a estos procesos, se indicó: Procesos urgentes asistenciales. Estándar: Están explicados los principales procesos asistenciales, guías clínicas internas o definidas por normas legales. La información contiene acciones para difundir su contenido entre las personas responsables de su ejecución y para controlar su desempeño.

1. Se tienen elaborados y escritos los procedimientos o guías clínicas de atención y los protocolos de áreas de la salud, según los procedimientos más usuales en el servicio, y encierran actividades tendientes a confirmar su desempeño.

2. Los procedimientos, procesos, guías y protocolos deben ser conocidos por el personal encargado y responsable de su ejecución, además se incluye al personal en entrenamiento.

3. La institución mantiene guías clínicas de atención para aquellas patologías que conforman las primeras 10 causas de consulta o egreso, informadas oficialmente por cada uno de los servicios que tiene la institución como: hospitalización, unidades de cuidado intermedio e intensivo, unidad de quemados, obstetricia, cirugía, consulta externa y urgencias.

4. Si la institución brinda acciones de promoción y prevención, debe haber implantado las normas técnicas de protección específica y detección temprana estipuladas por las autoridades en salud a nivel nacional.

5. La institución sigue procedimientos estipulados para el manejo de los residuos hospitalarios infecciosos o de riesgo biológico.

6. Si la institución que oferta servicios de urgencias, cuidado intensivo e intermedio debe haber establecido un procedimiento para examinar en cada

turno el equipo de reanimación; las solicitudes de interconsultas y un método estructurado de alerta.

7. La institución sigue procedimientos de coordinación continua entre el comité de infecciones y el servicio de esterilización, limpieza y aseo y mantenimiento hospitalario.

8. La institución dispone de guías acerca del manejo de gases medicinales, cambio de tanques de agua y sistemas de alarma.

9. Si la institución presta servicios hospitalarios, especialmente con unidades de cuidado intermedio e intensivo, unidad de quemados, obstetricia, cirugía o urgencias, deber contar con:

- Procedimientos bien definidos para la entrega de turno por parte de áreas de la salud y de medicina, y pautas sobre la ronda médica diaria de evolución de los pacientes.

- Guías o manuales para los siguientes procedimientos: atención en reanimación cardio-cerebro-pulmonar, control de líquidos, plan de cuidados de áreas de la salud, gestión de medicamentos, inmovilización de pacientes, venopunción, toma de muestras de laboratorio, cateterismo vesical y preparación para la toma de imágenes diagnósticas.

10. Si la institución oferta servicios de unidad de cuidado intermedio e intensivo, además de lo anterior debe contar con lo siguiente:

- Guías para sondas de alimentación, declaración de muerte cerebral, colocación de catéter de presión intracraneana, inserción de catéteres centrales, inserción de marcapaso interno transitorio, traqueostomía, broncoscopia, toracentesis, cambio de líneas IV (centrales y periféricas), control de nutrición parenteral, anticoagulación profiláctica.

Aporte de los Estudiantes de Administración General en Salud con relación a este Capítulo

La implementación del Sistema General de Seguridad Social en Salud (SGSSS) en Colombia y el énfasis que se ha dado a la calidad de los servicios de salud proporcionados por las Instituciones Prestadoras de Servicios (IPS). Se destacan varios decretos y regulaciones clave relacionados con la garantía de calidad en la atención médica en el país, lo que subraya la importancia de este aspecto en el sistema de salud colombiano.

En primer lugar, el Decreto 2174 de 1996 estableció el Sistema Obligatorio de Garantía de Calidad, que más tarde se modificó con el Decreto 2309 de 2002. Luego, el 3 de abril de 2006 se emitió el Decreto 1011 de 2006, que también tuvo un papel crucial en la regulación de la calidad en la atención médica. Además, el Decreto 780 de 2016 consolidó estos decretos en el Decreto Único Reglamentario del Sector Salud y Protección Social.

El Sistema Obligatorio de Garantía de Calidad de la Atención en Salud (SOGCS) se compone de cuatro elementos principales: el Sistema Único de Habilitación (SUH), el Programa de Auditoría para el Mejoramiento de la Calidad (PAMEC), el Sistema Único de Acreditación (SUA) y el Sistema de Información para la Calidad en Salud (SICS).

En el contexto de la atención médica en Colombia, es fundamental entender los principios de calidad establecidos en la Ley 100 de 1993. Estos principios incluyen:

1. **Accesibilidad:** Garantizar que todos los ciudadanos tengan la posibilidad de acceder a los servicios de salud del SGSSS.

2. **Oportunidad**: Asegurar que los servicios requeridos estén disponibles sin demoras que pongan en riesgo la vida o la salud de los pacientes.

3. **Seguridad**: Implementar medidas para minimizar el riesgo de eventos adversos durante la atención médica.

4. **Pertinencia**: Ofrecer servicios de acuerdo con la evidencia científica, evitando efectos marginales no deseados.

5. **Continuidad**: Proporcionar intervenciones de salud de manera secuencial y coherente, basadas en conocimientos científicos.

Es relevante destacar que la Ley 100 de 1993 también establece la obligatoriedad de los Sistemas de Garantía de Calidad y auditorías que deben seguir las IPS y EPS. Estos sistemas tienen como objetivo principal garantizar la calidad en la prestación de los servicios de salud y proteger los derechos a la vida y la salud de la población colombiana, como lo consagra la Constitución del país.

Además, se menciona que la Superintendencia Nacional de Salud emitió circulares relacionadas con la calidad de la atención en salud, lo que demuestra la importancia que las autoridades reguladoras asignan a este aspecto.

Análisis

El texto profundiza en la relevancia de la calidad en la atención médica en Colombia y resalta la serie de regulaciones y procedimientos diseñados para asegurarla en el marco del SGSSS. Estas medidas buscan garantizar que los ciudadanos colombianos tengan acceso a servicios de salud seguros, oportunos y de alta calidad.

Para la realización de esto sucedieron una serie de modificaciones las cuales llevaron a cabo la implementación de nuevos decretos y regulaciones.

Preguntas

¿Cuáles son los principios de calidad establecidos en la ley 100?

Cuando se habla de accesibilidad ¿Crees que todos los ciudadanos tenemos acceso a los servicios de salud de calidad?

En este capítulo se analiza el efecto Hawthorne en el cual se realizan estudios buscando comprender cómo diferentes variables afectan la productividad de los empleados, teniendo como resultado que la mera observación de los trabajadores durante su jornada laboral tenía un impacto significativo en su desempeño, ya que este mejoraba cuando se sentían observados afectando la calidad. pero ¿qué es calidad? La definición de calidad ha evolucionado en gran medida. en el pasado se asociaba con hacer las cosas bien, independientemente del costo o el esfuerzo. ya en la revolución industrial se habló de calidad como la producción eficiente para satisfacer la demanda y obtener beneficios económicos, posteriormente se implementaron técnicas para disminuir los productos defectuosos llevando a cabo el llamado control de calidad, hasta evolucionar a calidad total refiriéndose a la satisfacción de los requerimientos del cliente.

¿Qué es la calidad en la atención en salud?

busca proporcionar mayores beneficios con menores riesgos para el

cliente, aunque la percepción de calidad puede variar según la perspectiva ya sea del proveedor, el pagador o el usuario, pero la definición más general es tratar de satisfacer las necesidades y expectativas del consumidor de los servicios de salud desglosando 4 dimensiones:

1. Técnica: conocimientos + equipos.
2. Seguridad: mayores beneficios a menor riesgo.
3. Servicio: atención humanizada que se le brinda al usuario.

4. Relación costo beneficio: evaluar la eficiencia y efectividad de las intervenciones sanitarias, permitiendo la asignación óptima de recursos y la maximización de los beneficios para la salud de la población.

Para garantizar la calidad, es esencial desarrollar programas de garantías que abarquen desde la atención individual hasta las redes de prestadores de servicio esto implica la implementación de mediciones y evaluación constante como lo son las auditorías, herramienta fundamental para evaluar la estructura (donde se brindan los servicios de salud), los procesos (involucra las acciones específicas) y los resultados (beneficios obtenidos).

1) Hallazgo clave del efecto Hawthorne.

a. La temperatura en el lugar de trabajo afecta la productividad.

b. La satisfacción de los trabajadores no influye en su desempeño.

c. La comunicación y la atención del supervisor puede influir en la productividad.

d. Los incentivos económicos son la principal motivación.

2. ¿Qué se entiende por "calidad en la atención en salud"?

a. Cantidad de pacientes atendidos.

b. Disponibilidad de tecnologías avanzadas en un centro de salud.

c. Mayor beneficio con menor riesgo para el usuario.

d. Satisfacción de los médicos con sus condiciones de trabajo.

Capítulo 8

Indicadores de Gestión del Riesgo en Cáncer

> El cáncer es una enfermedad donde el paciente
> puede contribuir en gran medida para ayudarse a sí mismo
> si puede mantener su moral y sus esperanzas.
> George Carman

Gestión del Riesgo

El riesgo es la probabilidad que existe de que se presente un evento. En Colombia, el Ministerio de Salud definió la gestión del riesgo como una "estrategia para anticiparse a los eventos en salud pública, las enfermedades y los traumatismos para que no se presenten, o si se tienen, detectarlos y tratarlos precozmente para mitigar o acortar su evolución o consecuencias."

Según la OMS, los factores que hacen que una persona se enferme pueden tener varios años de duración y verse influenciados por variables socioeconómicos más generales. Los niveles educativos y de ingresos pueden influir en los hábitos alimenticios y conductas como el consumo de alcohol, los que interactúan a su vez con causas fisiológicas y fisiopatológicas como la tensión arterial, los niveles de colesterol y el metabolismo de la glucosa, para dar lugar a enfermedades como los accidentes cerebrovasculares o la cardiopatía coronaria.

El conocimiento de la distribución y los determinantes de los riesgos es fundamental para la identificación y selección de intervenciones individuales y colectivas basadas en la evidencia, orientadas tanto a la minimización del riesgo de ocurrencia de la enfermedad y el manejo integral de la misma cuando se ha presentado.

Un grupo de riesgo es un conjunto de personas con condiciones comunes de exposición y vulnerabilidad a ciertos eventos que comparten la historia natural de la enfermedad, factores de riesgo relacionados, desenlaces clínicos y formas o estrategias eficientes de entrega de servicios.

Los grupos de riesgo se conforman teniendo en cuenta conjuntos sociales de riesgo, enfermedades de alta frecuencia y cronicidad, enfermedades prioritarias en salud pública, enfermedades con tratamientos de alto costo, condiciones intolerables para la sociedad y enfermedades de alto costo. Al poseer características similares, es posible definir una respuesta social organizada y coherente establecida como proceso de atención integral sectorial e intersectorial que permite su gestión integral.

El Plan Decenal de Salud Pública 2012-2021 concibió el riesgo en salud como "la probabilidad de ocurrencia de un evento no deseado, evitable y negativo para la salud del individuo, que puede ser también el empeoramiento de una condición previa o la necesidad de requerir más consumo de bienes y servicios que hubiera podido evitarse". El evento es la ocurrencia de la enfermedad o su evolución desfavorable y sus causas son los diferentes factores asociados. El riesgo en salud puede clasificarse como primario si se refiere a la probabilidad de aparición de nueva morbilidad o su severidad o como técnico si alude a la probabilidad de "ocurrencia de eventos derivados de fallas de atención en los servicios de salud y de la mayor carga de enfermedad por mortalidad evitable y discapacidad".

Gestión Integral del Riesgo en Salud

La Gestión Integral del Riesgo en Salud – GIRS, es una estrategia transversal de la Política de Atención Integral en Salud, que se fundamenta en la articulación e interacción de los agentes del sistema de salud y otros sectores para identificar, evaluar, medir, intervenir (desde la prevención hasta la paliación) y llevar a cabo el seguimiento y monitoreo de los riesgos para la salud de las personas, familias y comunidades, orientada al logro de resultados en salud y al bienestar de la población. La GIRS se anticipa a las enfermedades y los traumatismos para que éstos no se presenten o se detecten y traten precozmente para impedir, acortar o paliar su evolución y consecuencias. El objetivo de la estrategia es el logro de un mejor nivel de salud de la población, una mejor experiencia de los usuarios durante el proceso de atención y unos costos acordes a los resultados obtenidos.

La implementación de la GIRS en un territorio parte de las prioridades identificadas en el Plan Territorial de Salud – PTS, y de su intervención a través de la articulación de las intervenciones poblacionales, colectivas e individuales que realizan los agentes del Sistema y otros sectores bajo la coordinación de la entidad territorial. El Plan Territorial de Salud es el instrumento estratégico e indicativo de política pública en salud, que permite a las entidades territoriales contribuir con el logro de las metas estratégicas del Plan Decenal de Salud Pública, en consonancia con el plan nacional de desarrollo y el plan de ordenamiento territorial entre otros.

Los programas de Gestión del riesgo surgieron en respuesta a los avances científicos que permitieron la cuantificación del riesgo de cáncer. Una vez cuantificado, el riesgo es posible reducirlo mediante intervenciones (estilo de vida, tratamientos adecuados, etc.). Para brindar estos beneficios a las poblaciones de alto riesgo, los profesionales con experiencia específica en estas áreas se organizan en los programas de gestión del riesgo; en el proceso, se crean cohortes de pacientes para estudios de investigación relacionados con la evaluación y prevención del riesgo de cáncer.

Con el tiempo, los programas de gestión del riesgo han proliferado y ampliado su alcance, evolucionando hacia entes multidisciplinarios que identifican a las mujeres que se beneficiarían de la evaluación genética, brindan recomendaciones para la medicación preventiva o la cirugía para reducir el riesgo, ayudan a tomar decisiones sobre el uso de la tamización avanzada con imágenes por resonancia magnética y recomiendan intervenciones en el estilo de vida para reducir el riesgo.

Cáncer de mama

El cáncer mamario es la neoplasia que se diagnostica con más frecuencia y la segunda causa más común de muerte por cáncer en las mujeres, y representa alrededor de 1 de cada 10 nuevos diagnósticos de cáncer cada año.

En el año 2019 se estimaba que el 30% de las mujeres desarrollarían cáncer de mama a lo largo de su vida y el 15% de ellas moriría a causa de él. La incidencia, mortalidad y supervivencia difieren de manera importante entre países y regiones. Según datos de Globocan 2020, la incidencia para cáncer de mama en Colombia fue de 15509 nuevos casos, la tasa de mortalidad fue de 4411 y la prevalencia a 5 años para todas las edades de 52025 casos.

El cáncer de mama evoluciona de forma silenciosa y la mayoría de las enfermedades se descubren en las pruebas de detección de rutina. La tasa de supervivencia mejora con el diagnóstico temprano, aunque el tumor tiende a diseminarse linfática y hematológicamente, lo que conduce a metástasis a distancia y mal pronóstico. Las pautas para la detección del cáncer de mama recomiendan cada vez más que los médicos realicen una evaluación de riesgo para informar la toma de decisiones compartida.

Desde esta perspectiva, la medicina de precisión se ha convertido en el enfoque preferido para la tamización del cáncer, con el objetivo de una mayor vigilancia en mujeres de alto riesgo, mientras evita cargas innecesarias de imagenología en las de menor riesgo.

Cáncer de próstata

Por su parte, el cáncer de próstata es la segunda neoplasia maligna más frecuente (después del cáncer de pulmón) en hombres en todo el mundo, con tasas estandarizadas x 100.000 de 30,7 para incidencia y de 7,7 para mortalidad, representando 3,8% de todas las muertes causadas por cáncer en hombres. En Colombia ocupa el primer lugar tanto en nuevos casos diagnosticados como en fallecimientos, con tasas de: 49,8 y 11,9 respectivamente y es responsable de un porcentaje elevado dentro de las muertes por cáncer en varones: 19%. Según Cuenta de Alto Costo (CAC), para el año 2020 se presentaron 3692 nuevos casos diagnosticados y 2178 defunciones.

Tanto la incidencia como la mortalidad por este tipo de cáncer en todo el mundo se correlaciona con el envejecimiento, con una edad media en el momento del diagnóstico de 66 años. Para los hombres de raza negra las tasas de incidencia son más altas en comparación con los hombres blancos, con 158,3 nuevos casos diagnosticados por cada 100.000 hombres y su mortalidad es aproximadamente dos veces más que los hombres blancos.

Las razones de esta disparidad han sido hipotetizadas sobre diferencias en factores sociales, ambientales y genéticos. Aunque se estiman 2.293.818 casos nuevos hasta el 2040, se observará una pequeña variación en la mortalidad (un aumento del 1,05%).

Es posible que el aumento mencionado se deba al aumento en la tamización de la enfermedad mediante el uso del antígeno prostático específico (PSA), lo cual se ha traducido en descensos en la mortalidad en países desarrollados, pero no ocurre lo mismo en el resto del mundo,[i] probablemente porque las condiciones de pobreza sean un factor altamente determinante.

GIRS para cáncer de mama y próstata

Al contextualizar la gestión del riesgo en el marco del cáncer, se identifican dos momentos:

1) Riesgo antes de la enfermedad, cuando personas sanas están expuestas al desarrollo de cáncer debido a factores biológicos, genéticos, sociales, medioambientales y de estilos de vida entre otros, por lo que las intervenciones se deben centrar en estos y en acciones específicas como la realización del autoexamen mamario y la realización de mamografía de tamización para

diagnóstico temprano en mujeres y la realización del antígeno prostático en hombres.

2) Riesgo durante la enfermedad: se habla de este cuando la patología está instaurada y se relaciona con los posibles desenlaces: desaparición de la enfermedad, disminución de esta sin desaparecer completamente, progresión cuando no hay respuesta al tratamiento, sin cambios en la misma o muerte.

Las intervenciones deben ser más específicas para disminuir las complicaciones, la incapacidad derivada de la enfermedad y asegurar la calidad de vida, para lo cual debe haber una extensa comprensión de los aspectos clínicos.

Los indicadores de gestión del riesgo para cáncer de mama y próstata en Colombia definidos por Cuenta de Alto Costo son los siguientes:

Tabla 3. Indicadores de gestión del riesgo para cáncer de mama en Colombia. 2019

Nombre	Numerador	Denominador	Rango de cumplimiento		
			Alto	Medio	Bajo
Proporción de mujeres con cáncer de mama a quienes se les realizó estadificación TNM en CNR.	Número de mujeres con cáncer de mama a quienes se les realizó estadificación clínica (TNM), CRN	Total de mujeres diagnosticadas con cáncer de mama	≥ 90 %	≥ 80 y $<$ 90 %	< 80 %
Proporción de mujeres con cáncer de mama a quienes se les realizó estadificación TNM en prevalentes.	Número de mujeres con cáncer de mama a quienes se les realizó estadificación clínica (TNM), prevalentes	Total de mujeres diagnosticadas con cáncer de mama	≥ 90 %	≥ 80 y $<$ 90 %	< 80 %
Proporción de mujeres con cáncer de mama detectados como carcinomas in situ al momento del diagnóstico.	Número de mujeres detectadas como carcinomas in situ al momento del diagnóstico	Total de mujeres diagnosticadas con cáncer de mama	≥ 12 %	≥ 6 y $<$ 12 %	< 6 %
Proporción de mujeres con cáncer de mama detectados en estadios	Número de mujeres detectadas como carcinomas invasivos en estadíos tempranos al momento del diagnóstico	Total de mujeres diagnosticadas con cáncer de mama invasivo	≥ 50 %	≥ 42 y $<$ 50 %	< 42 %

Nombre	Numerador	Denominador	Rango de cumplimiento		
			Alto	Medio	Bajo
tempranos al momento del diagnóstico.					
Proporción de mujeres con cáncer de mama detectados en estadios avanzados al momento del diagnóstico.	Número de mujeres detectadas como carcinomas invasivos en estadíos avanzados al momento del diagnóstico	Total de mujeres diagnosticadas con cáncer de mama invasivo	< 50 %	≤ 57 y ≥ 50 %	≥ 58 %
Proporción de pacientes con diagnóstico histopatológico antes de la cirugía.	Número de mujeres con diagnóstico histopatológico antes de la cirugía	Total de mujeres que se sometieron a cirugía	≥ 70 %	≥ 40 y < 70 %	< 40 %
Proporción de mujeres con cáncer de mama con resultado de receptores hormonales (estrógenos/progesterona).	Número de mujeres con cáncer de mama con resultado de receptores hormonales (estrógenos/progesterona)	Total de mujeres que se sometieron a cirugía	≥ 90 %	≥ 70 y < 90 %	< 70 %
Proporción de pacientes con estudio de HER2.	Número de mujeres con cáncer de mama invasivo con resultado del estado de HER2	Total de mujeres diagnosticadas	≥ 90 %	≥ 70 y < 90 %	< 70 %

Nombre	Numerador	Denominador	Rango de cumplimiento		
			Alto	Medio	Bajo
		con cáncer de mama invasivo			
Proporción de mujeres con cáncer de mama invasivo a quienes se les realizó cirugía conservadora de la mama.	Número de pacientes con cáncer de mama invasivo a quienes se les realizó cirugía conservadora de la mama	Total de pacientes con cáncer de mama invasivo que recibieron tratamiento quirúrgico	≥ 90 %	≥ 70 y < 90 %	< 70 %
Proporción de mujeres con cáncer de mama in situ a quienes se les realizó cirugía conservadora de la mama.	Número de pacientes con cáncer de mama in situ a quienes se les realizó cirugía conservadora de la mama	Total de pacientes con cáncer de mama in situ que recibieron tratamiento quirúrgico	≥ 70 %	≥ 50 y < 70 %	< 50 %
Proporción de pacientes con cáncer de mama a quienes se les realizó radioterapia después de la	Número de pacientes con cáncer de mama a quienes se les realizó radioterapia después de la cirugía conservadora de la mama	Total de pacientes con cáncer de mama a quienes se les	≥ 90 %	≥ 70 y < 90 %	< 70 %

Nombre	Numerador	Denominador	Rango de cumplimiento		
			Alto	Medio	Bajo
cirugía conservadora de la mama (CNR)		realizó cirugía conservadora de la mama			
Proporción de mujeres con receptores hormonales positivos a quienes se les administra bloqueo hormonal como tratamiento.	Número de mujeres con cáncer de mama invasivo con receptores hormonales positivos a quienes se les administra bloqueo hormonal como tratamiento	Total de mujeres con cáncer de mama invasivo y receptores hormonales positivos	≥ 90 %	≥ 80 y < 90 %	< 80 %
Proporción de mujeres que recibieron terapia anti-HER2.	Número de mujeres con cáncer de mama invasivo que recibieron terapia anti-HER2	Total de mujeres con cáncer de mama invasivo con receptor HER2 (+)	≥ 70 %	≥ 34,1 y < 70 %	< 34,1 %
Oportunidad de la atención general (tiempo entre la consulta por presencia de síntomas asociados al cáncer hasta el primer tratamiento).	Sumatoria de los días transcurridos entre la nota de remisión del médico o institución general hacia la institución que realizó el diagnóstico y el primer tratamiento, en las mujeres con cáncer de mama (incluye in situ)	Total de mujeres con cáncer de mama (incluye in situ)	≤ 60 días	≤ 75 y > 60 días	> 75 días

Nombre	Numerador	Denominador	Rango de cumplimiento		
			Alto	Medio	Bajo
Oportunidad de la atención en cáncer (tiempo entre el diagnóstico hasta el primer tratamiento).	Sumatoria de los días transcurridos entre el diagnóstico y el primer tratamiento, en las mujeres con cáncer de mama (incluye in situ)	Total de mujeres con cáncer de mama (incluye in situ)	≤ 30 días	≤ 45 y > 30 días	> 45 días
Oportunidad de la atención por el médico tratante (tiempo entre el informe histopatológico válido y la atención por el médico tratante).	Sumatoria de los días transcurridos entre el informe histopatológico válido y la atención por médico tratante, en las mujeres con cáncer de mama (incluye in situ)	Total de mujeres con cáncer de mama (incluye in situ)	≤ 15 días	≤ 30 y >15 días	> 30 días
Oportunidad de inicio del tratamiento (tiempo entre la atención por el médico tratante hasta el primer tratamiento).	Sumatoria de los días transcurridos entre la atención por el médico tratante y el inicio del primer tratamiento (cirugía, quimioterapia, radioterapia, bloqueo hormonal, cuidado paliativo) (días), en las mujeres con cáncer de mama (incluye in situ)	Total de mujeres con cáncer de mama (incluye in situ)	≤ 15 días	≤ 30 y > 15 días	> 30 días

Nombre	Numerador	Denominador	Rango de cumplimiento		
			Alto	Medio	Bajo
Oportunidad de inicio de terapia adyuvante (tiempo desde la cirugía hasta primer tratamiento postquirúrgico: radioterapia/bloqueo hormonal).	Sumatoria de los días transcurridos entre la cirugía hasta el primer tratamiento postquirúrgico (quimioterapia/radioterapia/bloqueo hormonal) (días), en las mujeres con cáncer de mama (excluye in situ)	Total de mujeres con cáncer de mama (excluye in situ)	≤ 42 días	≤ 56 y > 42 días	> 56 días
Letalidad de cáncer de mama (estadios tempranos)	Número de mujeres con cáncer de mama que fallecieron durante el periodo (según el estadío: Estadíos tempranos)	Total de mujeres con cáncer de mama durante el periodo (según el estadío: tempranos)	$\leq 1,3$ %	≤ 2 y > 1,3 %	> 2 %
Letalidad de cáncer de mama (estadios avanzados)	Número de mujeres con cáncer de mama que fallecieron durante el periodo (según el estadio: Estadios Avanzados)	Total de mujeres con cáncer de mama durante el periodo (según el estadio: avanzados)	$\leq 4,4$ %	≤ 5 y > 4,4 %	> 5%

Fuente: Cuenta de Alto Costo, 2022

Tabla 4. Indicadores de gestión del riesgo para cáncer de próstata en Colombia, 2019

Nombre del Indicador	Numerador	Denominador	Puntos de corte
1. Oportunidad de diagnóstico en días; tiempo entre la consulta donde se realiza remisión por sospecha clínica o paraclínica, asociada al cáncer de próstata hasta el diagnóstico.	Sumatoria de la diferencia en días entre remisión por sospecha y el diagnóstico, válidas en el periodo de reporte.	Total de pacientes diagnosticados con fechas válidas en el periodo de reporte.	<30días >=30-60días >=60 días
2. Proporción de pacientes con cáncer de próstata estadificados en TNM	Número de pacientes incidentes con Cáncer de próstata a quienes se realizó estadificación por TNM al momento del d.	Total de pacientes incidentes diagnosticados con cáncer de próstata.	>90% >60-<=90% <=60 %
3. Proporción de pacientes con cáncer de próstata localizado (pacientes en estadio 0, I y II).	Pacientes con cáncer de próstata estadios TNM 0+I+II	Total de pacientes estadificados en todos los estadios TNM	>69% >62-<=69% <=62 %
4. Proporción de pacientes con cáncer de próstata localmente avanzado y avanzado (pacientes en estadio III y IV).	Pacientes con cáncer de próstata estadios TNM III+IV	Total de pacientes estadificados en todos los estadios TNM.	<31% >31-<=37% >=37 %
5. Proporción de pacientes estadificados con Gleason score.	Número de pacientes incidentes con cáncer de	Total de pacientes incidentes con reporte	>90% >85 - <=90% <=85 %

Nombre del Indicador	Numerador	Denominador	Puntos de corte
	próstata a quienes se realizó estadificación Gleason	histopatológico y CIE10 C61X o D.	
6. Oportunidad de tratamiento en días, tiempo entre el diagnóstico hasta el primer tratamiento.	En incidentes sumatoria de la diferencia en días entre reporte histopatológico y primer tratamiento.	Total de pacientes incidentes diagnosticados en tratamiento con fechas válidas.	<30 días >=30-<60días >=60 días

Fuente: Cuenta de Alto Costo, 2022

Análisis de indicadores de gestión del riesgo para cáncer en Colombia

Con base en la información Cuenta de Alto Costo, de acceso abierto, mediante el registro gratuito en la plataforma SISCAC, se tomó la información necesaria para el desarrollo del presente análisis.

Figura 11. Proporción de casos nuevos reportados de cáncer de mama a quienes se les realizó estadificación TNM, a nivel nacional y por departamentos en Colombia, 2023

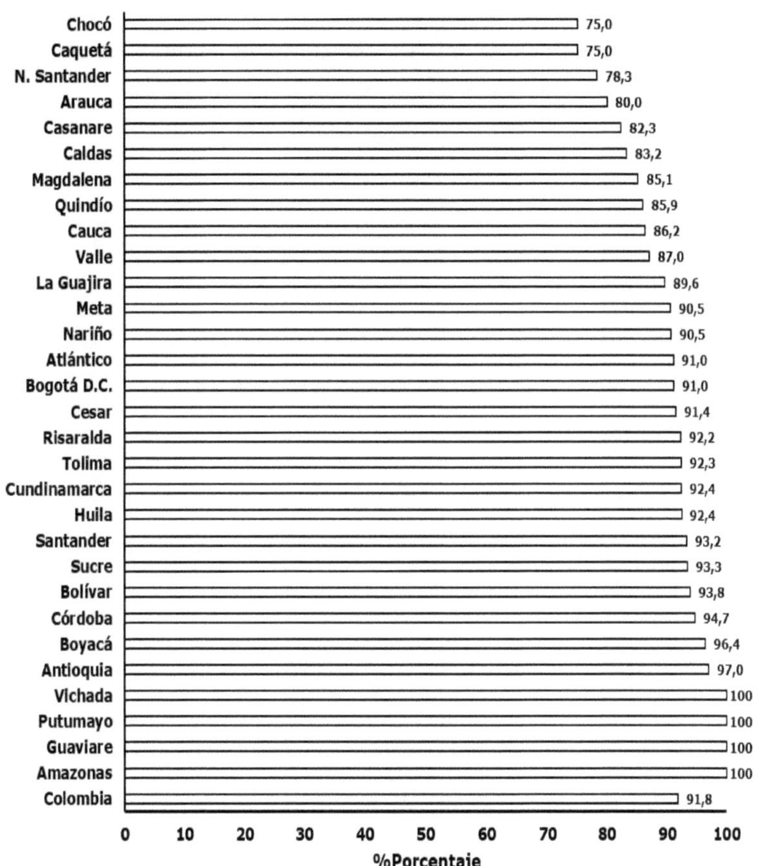

Fuente: CAC, 2023

La proporción de mujeres con cáncer de mama a quienes se les realizó estadificación TNM en CNR (Casos nuevos reportados) a nivel nacional, fue de 91,8%. 3 departamentos tuvieron valores considerados como de "cumplimiento bajo": Norte de Santander, Caquetá y Chocó; el resto tuvieron cumplimiento medio o alto (Figura 11).

Figura 12. Proporción de mujeres con cáncer de mama a quienes se les realizo estadificación TNM en prevalentes, a nivel nacional y por departamentos en Colombia, 2022

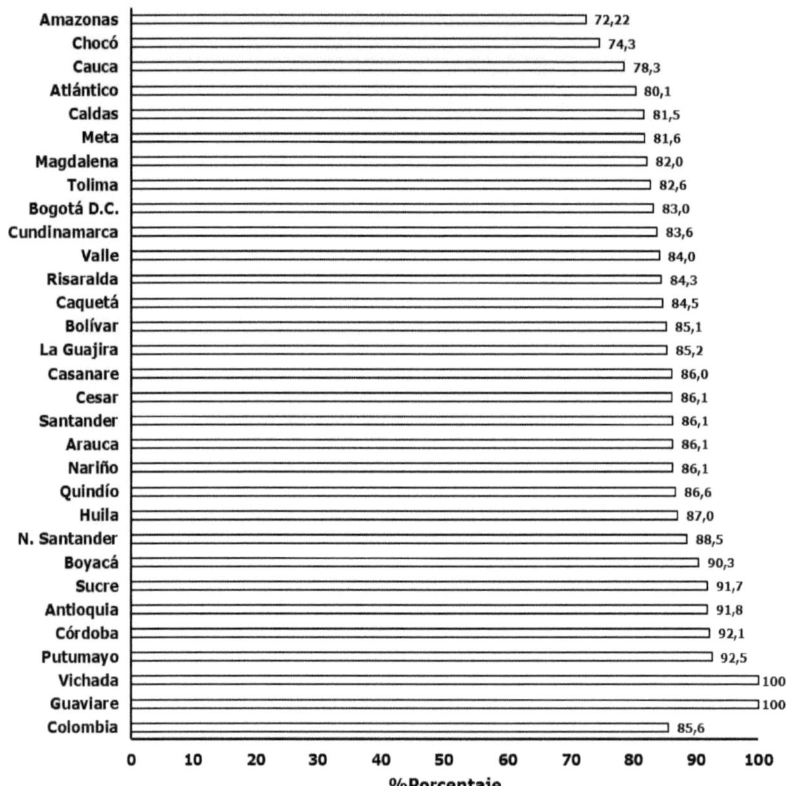

El 85,6% de las mujeres con cáncer de mama en el país tuvieron estadificación TNM; sólo 8 departamentos presentaron valores considerados como altos: Guainía, Guaviare, Vichada, Putumayo, Córdoba, Antioquia, Sucre y Boyacá, y en el otro extremo, 3 tuvieron valores bajos: Cauca, Chocó y Amazonas (Figura 12).

Figura 13. Proporción de mujeres con cáncer de mama detectados en estadios avanzados al momento del diagnóstico, a nivel nacional y por departamentos en Colombia, 2022

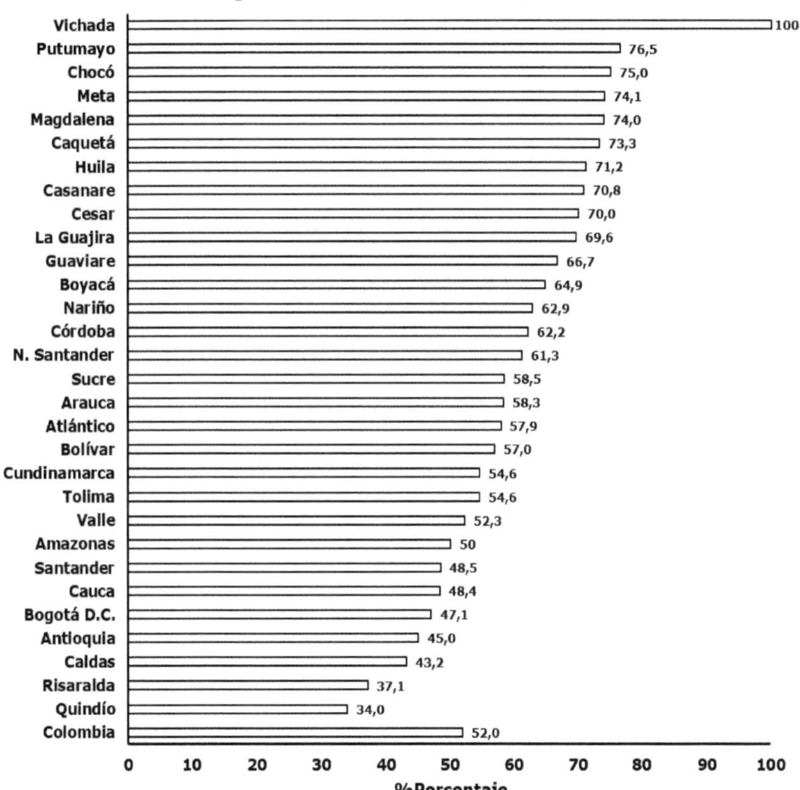

Fuente: CAC, 2023

El 52% de las pacientes con estadificación TNM son diagnosticadas en fases avanzadas, valor considerado como alto por CAC; de hecho, la inmensa mayoría de departamentos mostraron un aspecto negativo en este indicador al tener porcentajes altos de detección en estadios avanzados, siendo Vichada, Putumayo y Chocó los casos más graves (Figura 13).

Figura 14. Oportunidad de la atención general, a nivel nacional y por departamentos en Colombia, 2022

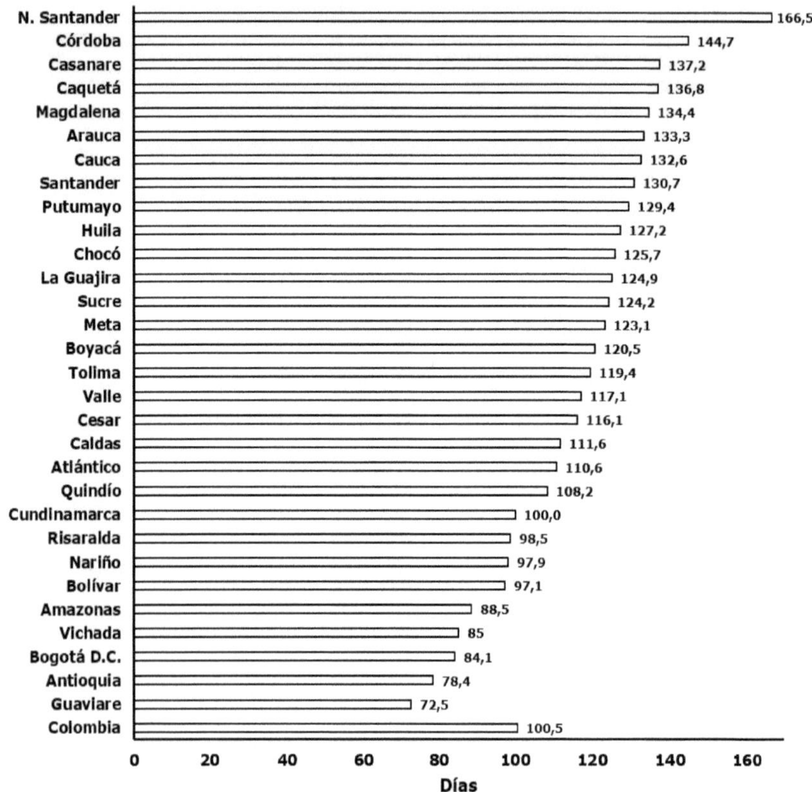

Fuente: CAC, 2023

La oportunidad general de la atención, es decir, el tiempo entre la consulta por presencia de síntomas asociados al cáncer hasta el primer tratamiento mostró valores sumamente preocupantes para el país, ya que la media fue de 100,5 días a nivel nacional y todos los departamentos, tuvieron tiempos de más de 70 días, siendo altamente preocupante Norte de Santander con 166,5 días (Figura 14).

Figura 15. Letalidad de cáncer de mama en estadios tempranos, a nivel nacional y por departamentos en Colombia, 2022

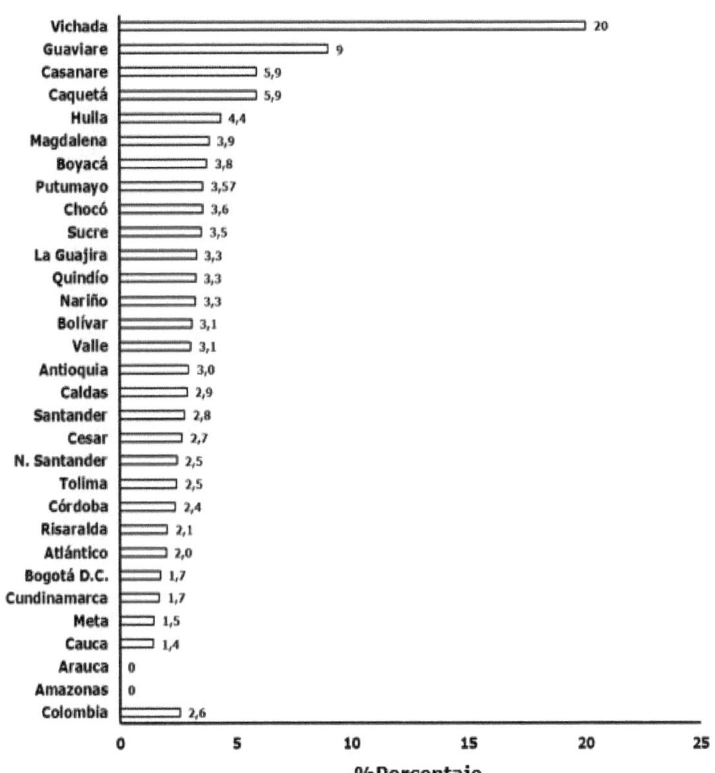

Fuente: CAC, 2023

El porcentaje de letalidad en estadios tempranos en Colombia fue de 2,6%; la mayoría de los departamentos tuvieron valores inferiores a 6%, pero Vichada presentó un alarmante 20% (Figura 15).

Próstata

Figura 16. Oportunidad de diagnóstico en cáncer de próstata a nivel nacional y por departamentos en 2022

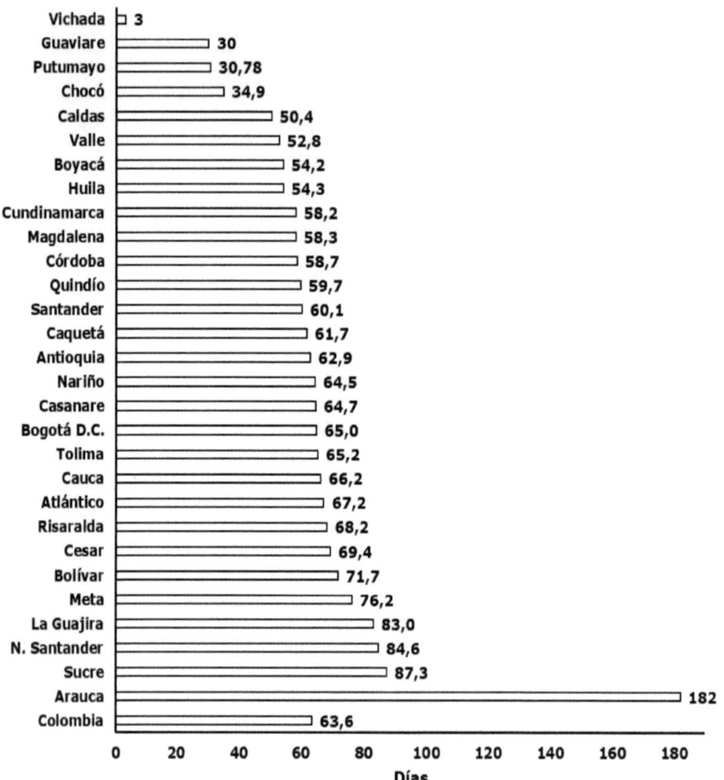

Fuente: CAC, 2023

150

La oportunidad de diagnóstico a nivel nacional fue de 63,6 días. 14 departamentos estuvieron por encima de ese valor, siendo notoriamente mayor en Arauca (182) (Figura 16).

Figura 17. Porcentaje de pacientes con cáncer de próstata estadificados en TNM a nivel nacional y por departamentos en 2022

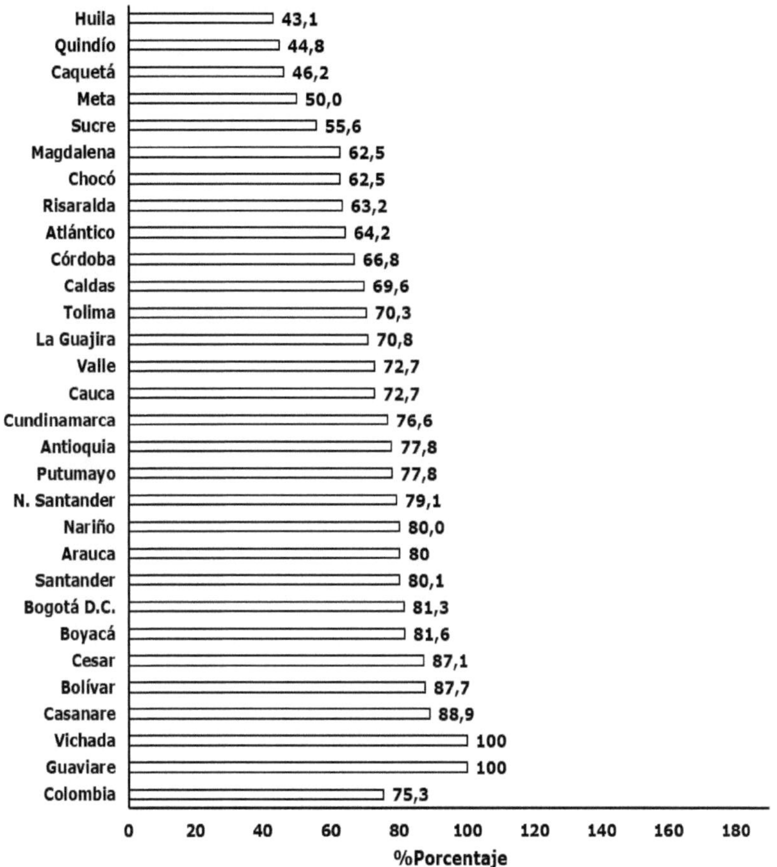

Fuente: CAC, 2023

A nivel nacional solo se estadifica a 75,3% de los pacientes. 16 departamentos están por debajo de este valor, con cifras que van de 72,7% para Cauca a 43,1% en Huila (Figura 17).

Figura 18. Oportunidad de tratamiento de pacientes con cáncer de próstata, a nivel nacional y por departamentos en 2022

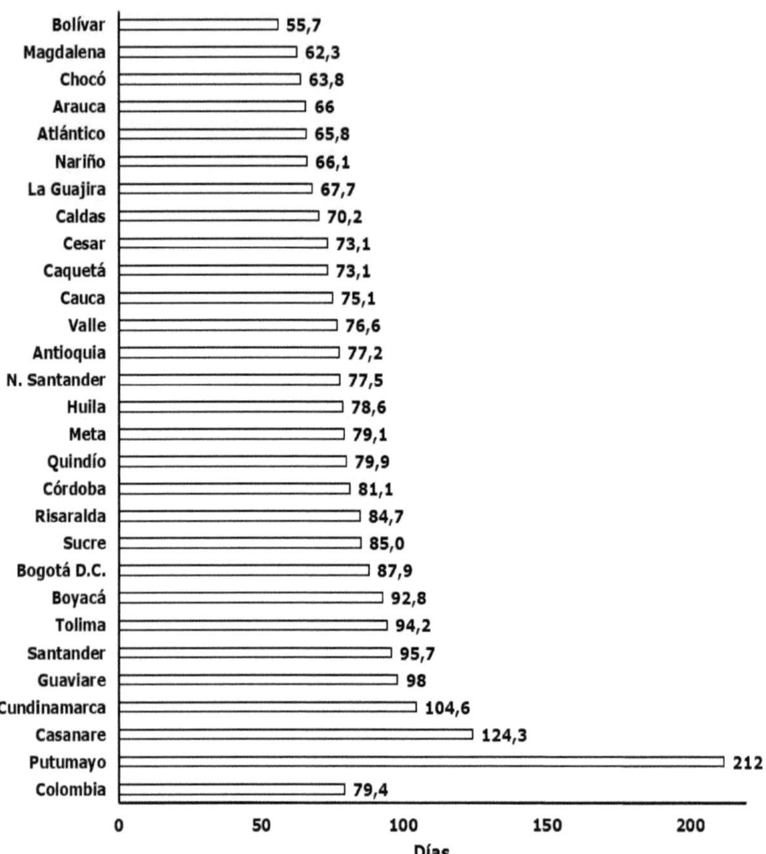

Fuente: CAC, 2023

La oportunidad de tratamiento a nivel país fue de79,4 días. 11 departamentos estuvieron por encima de ese valor, siendo muy notorio el caso de Putumayo, con 212 días (Figura 18).

CONCLUSIÓN

La detección temprana del cáncer de próstata disminuye su mortalidad, es un indicador importante como se indica en una investigación, donde la media nacional para la oportunidad de diagnóstico fue de 62,5 días. Sin embargo, este valor dista mucho de ser el ideal, ya que la oportunidad en términos de tiempo para acceder a los servicios de salud debe ser garantizada para los individuos, especialmente en patologías que afectan la calidad de vida, la economía y el funcionamiento óptimo del individuo en la sociedad y de acuerdo con CAC, el valor óptimo de este indicador debe ser inferior a 30 días, cifra que no fue alcanzada por la mayoría de los departamentos.

Las oportunidades en diagnóstico y tratamiento muestran valores preocupantes, ya que, cuando se trata de estadio avanzados, probablemente se relacionen con una tasa de letalidad mayor.

Aporte de los Estudiantes de Administración General en Salud con relación a este Capítulo

Gestión del Riesgo.

Teniendo en cuenta que riesgo es la probabilidad de que se presente un evento, **gestión del riesgo** es una estrategia para anticiparse en salud pública, para mitigar o acortar la evolución de enfermedades y sus consecuencias.

En este sentido, es importante conocer los factores determinantes de los riesgos para así determinar las intervenciones orientadas a minimizar el riesgo de que ocurra alguna enfermedad, y si ya se presentó, determinar el manejo de esta.

Grupos de riesgo.

Son grupos de personas con condiciones de vulnerabilidad en común; historia de la enfermedad, factores de riesgo. Estos se conforman de acuerdo con:

- Enfermedades de alta cronicidad
- Enfermedades de alta prioridad en salud pública.
- Enfermedades con tratamientos de alto costo.

De esta manera es posible definir una propuesta social organizada para el proceso de atención integral.

Riesgo primario. Aparición de una nueva morbilidad o su severidad.

Riesgo técnico. Probabilidad de ocurrencia de eventos por fallas en la atención en los servicios de salud y de la mayor carga de enfermedad por morbilidad o mortalidad evitable y su discapacidad.

Cáncer mamario. Es el diagnóstico más frecuente y la segunda causa más común de muerte por cáncer en mujeres. Evoluciona silenciosamente, la tasa de supervivencia mejora con el diagnóstico temprano, por lo que los médicos deben hacer una evaluación de riesgo para informar la toma de decisiones.

Cáncer de próstata. Es el segundo diagnóstico más frecuente en hombre en todo el mundo (después del cáncer de pulmón). En Colombia, ocupa el primer lugar tanto en diagnósticos nuevos con en fallecimientos.

Tanto la incidencia como la mortalidad, en todo el mundo, se correlaciona con el envejecimiento (edad media de diagnóstico, 66 años). Para hombres de raza negra la incidencia es mayor en comparación con hombres blancos.

Gestión integral de riesgo en salud-GIRS

Es una estrategia transversal de la política de atención integral en salud, se fundamente en la articulación e interacción de los agentes del sistema del sistema de salud y otros sectores para identificar, evaluar, medir (desde la prevención hasta la paliación) y llevar a cabo el seguimiento y monitoreo de los riesgos para la salud de todos. Se anticipa a las enfermedades y los traumatismos para que no se presenten o se detecten y traten para impedir su evolución y consecuencias.

Esta estrategia tiene como objetivo el logro de un mejor nivel de salud en la población. La implementación de las GIRS en un territorio parte de las prioridades identificadas en el plan Territorial de salud, este es el instrumento que permite a las entidades territoriales contribuir con el logro de las metas estratégicas del plan decenas de salud pública, con el plan nacional de desarrollo, entre otros.

Los programas de gestión de riesgo surgieron en respuesta a los avances científicos que permitieron la cuantificación del cáncer. Con el tiempo los programas de gestión del riesgo han ampliado su alcance, evolucionando.
Al colocar la gestión del riesgo en el marco del cáncer se identifican dos momentos:

1. Riesgo antes de la enfermedad: personas sanas expuestas a desarrollar cáncer por distintos factores; biológicos, genéticos, sociales, medioambientales, estilos de vida, entre otros.

Las prevenciones se centran en la realización de autoexamen mamario, mamografías de tamización y antígeno prostático en hombres.

2. Riesgo durante la enfermedad: la Patología ya está instaurada y se relaciona con los posibles desenlaces; desaparición de la enfermedad, disminución de esta, progresión, sin cambios o la muerte.

La gestión del riesgo para cáncer en Colombia se evalúa mediante indicadores. La evaluación de los indicadores tiene un rango de cumplimiento clasificado en alto, medio y bajo, hay 14 indicadores para cáncer de mamá y 6 para cáncer de próstata.

Ejemplos:

Indicador:

proporción de mujeres con cáncer de mamá a quien se le realizó estabilización TNM en CNR.

Resultado:
Tuvieron valores considerables como de cumplimiento medio: sucre, la guajira, choco, atlántico, Magdalena y meta, el resto tuvieron cumplimiento alto.

Indicador:

Proporción de pacientes con cáncer de próstata estadificados en TNM.

Resultado:
A nivel nacional solo se estadifica al 72,4% de los pacientes, 13 pacientes están por debajo de este valor con cifras que van de 68,8% para Nariño hasta 33,3% para Casanare.

Sugerencias.
Sobre el contenido del capítulo no tenemos ninguna sugerencia, desde nuestro punto de vista, el desarrollo y el abordaje de la temática es adecuado y de fácil comprensión, sin embargo, consideramos necesaria la adición de un glosario en donde se describa el significado de las siglas que se mencionan a lo largo del capítulo, ya que facilitaría aún más la comprensión de este, sobre todo para aquellas personas que no tengan manejo del tema.

Por último, nos gustaría manifestar que, durante la lectura y el análisis, nos cuestionamos acerca de la ubicación del capítulo dentro del libro y llegamos a la conclusión de que el tema que desarrolla en él no tiene la relación esperada con los temas que se vienen tratando hasta ese punto y los siguientes, por lo que creemos que estaría mejor ubicado al final del libro

Preguntas:

1. **¿Cuál es el objetivo de la gestión del riesgo en salud?**
   a) Mitigar o acortar la evolución de enfermedades.
   b) Mitigar o acortar las consecuencias de las enfermedades.
   c) a y b son verdaderas.
   d) Ninguna de las anteriores.
2. **¿Cómo se clasifica el riesgo en salud pública?**
   a) Riesgo Primario y riesgo secundario.
   b) Riesgo Primario, riesgo secundario y riesgo terciario.
   c) Riesgo primario y riesgo técnico.
   d) Ninguna de las anteriores.
3. **¿Cuáles con las características que se tienen en cuenta para formar grupos de riesgo?**
   a) Tratamientos de alto costo
   b) Enfermedades de alta cronicidad
   c) Enfermedades prioritarias en salud pública.
   d) Todas las anteriores.
4. **¿el objetivo de la estrategia de las GIRS es?**
   a) La articulación e interacción de los agentes de salud.
   b) Identificar, evaluar, medir, intervenir y llevar a cabo el seguimiento y monitoreo de los riesgos para la salud.
   c) El logro de un mejor nivel de salud de la población, una mejor experiencia de los usuarios durante el proceso de atención y unos costos acordes a los resultados obtenidos.
   d) Ninguna de las anteriores.
5. **¿Por qué surgieron los programas de gestión de riesgo?**

a) Surgieron para tratar las enfermedades y traumatismos.
b) Surgieron para asegurar la calidad de vida
c) Surgieron en respuesta a los avances científicos que permitieron la cuantificación del cáncer.
d) Ninguna de las anteriores.

Gestión del Riesgo.

Teniendo en cuenta que riesgo es la probabilidad de que se presente un evento, gestión del riesgo es una estrategia para anticiparse en salud pública, para mitigar o acortar la evolución de enfermedades y sus consecuencias.

En este sentido, es importante conocer los factores determinantes de los riesgos para así determinar las intervenciones orientadas a minimizar el riesgo de que ocurra alguna enfermedad, y si ya se presentó, determinar el manejo de esta.

Grupos de riesgo.

Son grupos de personas con condiciones de vulnerabilidad en común; historia de la enfermedad, factores de riesgo. Estos se conforman de acuerdo con:

- Enfermedades de alta cronicidad
- Enfermedades de alta prioridad en salud pública.
- Enfermedades con tratamientos de alto costo.

De esta manera es posible definir una propuesta social organizada para el proceso de atención integral.

Riesgo primario. Aparición de una nueva morbilidad o su severidad.

Riesgo técnico. Probabilidad de ocurrencia de eventos por fallas en la atención en los servicios de salud y de la mayor carga de enfermedad por morbilidad evitable y su discapacidad.

Cáncer mamario. Es el diagnóstico más frecuente y la segunda causa más común de muerte por cáncer en mujeres. Evoluciona silenciosamente, la tasa de supervivencia mejora con el diagnóstico temprano, por lo que los médicos deben hacer una evaluación de riesgo para informar la toma de decisiones.

Cáncer de próstata. Es el segundo diagnóstico más frecuente en hombre en todo el mundo (después del cáncer de pulmón). En Colombia, ocupa el primer lugar tanto en diagnósticos nuevos con en fallecimientos.

Tanto la incidencia como la mortalidad, en todo el mundo, se correlaciona con el envejecimiento (edad media de diagnóstico, 66 años). Para hombres de raza negra la incidencia es mayor en comparación con hombres blancos.

Administración en salud y su uso en mí vida profesional.

La administración en salud o administración sanitaria es la ciencia social y técnica relacionada con la planificación, organización, dirección y control de las empresas públicas y privadas del sector salud, mediante la optimización de recursos financieros, tecnológicos y humanos.

Capítulo 9
Salud Predictiva

A veces cuando innovas, cometes errores.
Es mejor admitirlos rápidamente,
y seguir adelante apostando
por tus otras innovaciones",
Steve Jobs.

Detrás de todo tratamiento está el principio "Primum Non Nocere", por lo que se puede considerar este como principio básico en la prestación de servicios de salud actividad que se debe centrar primero en no causar daño. A pesar de ello, y debido a la complejidad del tratamiento, el componente individual de una persona interactúa con diversos factores. La estructura, tareas o procedimientos del entorno físico del paciente, incluyendo material, equipo técnico y el lugar físico donde se brinda u organiza la atención, son causa en ocasiones de eventos adversos que pueden ocurrir con mayor frecuencia de la recomendada. Los últimos avances tecnológicos han logrado grandes cambios en la sociedad permitiendo el poder identificar situaciones complejas y poder actuar a tiempo.

Tabla 5. Principales puntos de la medicina predictiva

Medicina predictiva
-… Predecir la respuesta de un individuo a un tratamiento
-Aventurar qué personas están en riesgo de padecer una determinada enfermedad, sea por carga genética, historia familiar o hábitos de vida.
-Predecir la evolución de un paciente que padece una enfermedad.
-Anticipación que permite planificar estrategias de prevención, inicio precoz del tratamiento, mejor pronóstico…

J.M. Piqué. Med. Clin.2013; 140(11): 514-519

La emergencia de salud pública de importancia internacional (ESPII) provocada por la COVID-19 ha impulsado a los países a mejorar sus capacidades funcionales, en particular las relacionadas con la coordinación de emergencias, la vigilancia colaborativa, la atención clínica y la comunicación de riesgos y la participación en la comunicación. Luego de la pandemia generada por la transmisión zoonótica del coronavirus es necesario se fortalezcan los sistemas de preparación: para lograr identificar, prever y detectar la aparición de agentes patógenos potencialmente pandémicos sobre la base de un enfoque de "Una sola salud" que integre la sanidad animal y la salud humana; crear capacidades esenciales en el ámbito de la salud pública y movilizan personal para que se encargue de la vigilancia, la detección temprana y la divulgación de información relativa a brotes y eventos similares; reforzar los sistemas de salud basándose en la cobertura sanitaria universal y velar por que cuenten con capacidad para hacer frente a un gran aumento de la demanda de servicios clínicos y de apoyo; y establecer sistemas de protección social a fin de salvaguardar a las personas vulnerables y no dejar a nadie desatendido.

Después de lo aprendido con la pandemia de COVID-19 los sistemas de salud requieren de preparación permanente para una respuesta ante un brote de interés epidémico con estrategias para el intercambio rápido y oportuno de información relevante sobre patógenos, muestras y secuencias genéticas para ayudar en la vigilancia y respuesta de salud pública, incluida la identificación de contramedidas efectivas; regulaciones para que el mundo tenga igual acceso a la información de estas y otras regulaciones, para desplegar rápidamente equipos de la OMS para la investigación y la respuesta rápida, para mantener las cadenas de suministro globales y lograr prevenir los riesgos zoonóticos. Es muy recomendable llevar a cabo ejercicios anuales de simulación activa de ámbito multisectorial para evaluar de forma continua los riesgos y las medidas de seguimiento para mitigarlos, el aprendizaje y la rendición de cuentas a nivel transnacional, así como establecer mecanismos de evaluación independiente, imparcial y regular.

En este contexto el concepto de medicina predictiva que inició a desarrollarse a partir del conocimiento del sistema de histocompatibilidad va adquiriendo más fuerza con los hallazgos de la medicina genómica. la medicina predictiva podemos considerarla como la identificación de posibles enfermedades a padecer por personas sanas. El manejo de las enfermedades está evolucionando hacia un enfoque más personal e individualizado, a medida que se dispone de más datos sobre aspectos clínicos, bioquímicos, radiológicos, moleculares, histopatológicos y genéticos.

El análisis predictivo se ha convertido en la pieza clave de cualquier estrategia de análisis sanitario. Actualmente, es una herramienta esencial para medir, agregar y entender los datos de comportamiento, psicosociales y biométricos que hasta hace poco no estaban disponibles o eran sumamente difíciles de capturar. A nivel individual, el análisis predictivo puede ayudar a las instituciones prestadoras de atención en salid a ofrecer la atención adecuada, al paciente adecuado, en el momento adecuado. De igual forma, puede permitir a los sistemas sanitarios identificar y entender tendencias mayores, lo que conduce a proponer estrategias de salud pública.

La medicina predictiva también hace posible la identificación de individuos que no tienen una predisposición determinada o que incluso se encuentran protegidos por una resistencia genética específica. Por lo tanto, el objetivo de la medicina predictiva es identificar la susceptibilidad o la resistencia a determinadas enfermedades en el individuo sano. Un gran cambio de paradigma, al pasar de una situación correctiva a una predictiva, anticiparse a los hechos, empleando toda la tecnología al alcance con tal de evitar que se produzcan eventos que afecten la salud individual o colectiva. Los avances producidos en el campo del diagnóstico en salud están haciendo posible prever el comportamiento de las enfermedades y adelantarse a ellas. A diferencia de muchas intervenciones preventivas que se dirigen a grupos, la medicina predictiva se realiza de forma individualizada.

Si bien es cierto que la atención primaria en salud es un paso que se debe priorizar, no es suficiente para alcanzar al cubrimiento total de la población en salud, como tampoco podría estar en capacidad de indicar cuales serían las patologías que podrían con el paso del tiempo a convertirse en una carga para el Estado.

Muchos sistemas de salud se enfocan poco en la prevención para centrarse únicamente en el modelo curativo, es decir, esperar a que las personas presenten sus patologías para poder prestarle la atención médica, de esta forma se podría considerar que sólo se curan las enfermedades una vez estas aparezcan en el horizonte.

El modelo predictivo es todo lo contrario, no se espera que se presenten las patologías, sino que se podrán prever y anticiparse para que no vayan a convertirse en problemas de salud pública.

Para poder colocar este modelo en marcha es necesario contar con todos los recursos, es el Estado el que debe proporcionarlos es su gran mayoría como sería una infraestructura de comunicaciones que llegue a todos los rincones del territorio por ser el Internet el medio ideal de comunicación a y por medio de esta red se pueden establecer redes de profesionales de la salud que estén en capacidad de estudiar los distintos casos para emitir unos conceptos que vayan a determinar cuáles podrían potencialmente convertirse en riesgos de salud, con ese conocimiento diseminarlo al resto del territorio, con lo cual se pudieran evitar pérdidas de salud y económicas por no considerarlas oportunamente .

El modelo predictivo en salud pública debe fundamentarse en primer lugar en la vigilancia epidemiológica, para ello debe hacer uso de todas las herramientas tecnológicas a su alcance, para conocer de antemano la secuencia de casos que mediante una investigación detallada se tornaran con el tiempo en patologías crónicas que fueran a requerir los escasos recursos del país, pudiéndose invertir en otros aspectos económicos.

Al hacer realidad esta nueva forma de poner en práctica la prestación de salud, se lograría brindar la bienvenida a un modelo de salud predictiva en el que se priorizan los determinantes sociales de la salud.

Para lograr desarrollar un modelo de salud pública predictiva es necesario:

Ser capaz de identificar de manera proactiva, significativa y cualitativa las condiciones a nivel de grupo, hogar e individuo que pueden amenazar la salud y el bienestar de los residentes, familias e individuos, y ser capaz de trabajar en todos los sectores para superar, reducir y transformar. en el contexto de la superación de la desigualdad. Ayudar a mantener un sistema de información centralizado administrado por todos los actores de la salud y un sistema continuo de detección, investigación y monitoreo de la salud para predecir parámetros de desarrollo, comportamiento y socioepidemiológicos en todas las regiones. Planificación y capacidad para realizar actividades de promoción y prevención adecuadas y precisas en el orden colectivo, familiar e individual.

Capítulo 10
Administración en Salud

El éxito en la administración requiere aprender
tan rápido como el mundo está cambiando.
Warren Bennis

La administración en salud es una parte de la ciencia administrativa general en la que se introducen los conceptos de planificación, organización, dirección y control de las organizaciones para alcanzar las metas de eficiencia y eficacia organizacional mediante la optimización de los recursos financieros, técnicos y humanos necesarios. La visión de la gestión de la salud de la población implica abordar los determinantes de la salud. A diferencia de la atención personalizada, que se centra en los riesgos y factores clínicos asociados a enfermedades específicas. Se ha utilizado el método PLECOSER para los procesos de mejoramiento continuo en salud a toda la población.

La gestión funcional del mercado de servicios de salud y su análisis facilitado se basa en el supuesto de que los servicios de salud son desarrollados por proveedores de servicios que desarrollan productos utilizando mano de obra, suministro y tecnología para promover, prevenir, diagnosticar, tratar y rehabilitar una enfermedad específica. mejorando así el bienestar y la calidad de vida de las personas.

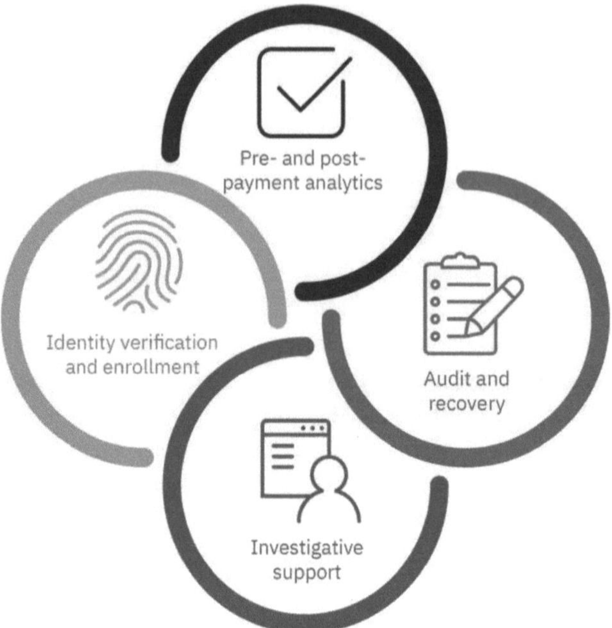

Figura 19. Gestión funcional en el modelo de servicios

Con base en estos principios, es necesario considerar de manera general que los principales objetivos de la gestión del cuidado de la salud son mejorar, mantener y minimizar los riesgos en la gestión. La primera fase de aplicación de un modelo compartido de gestión de la salud requiere que los socios organizacionales sean parte del proceso para que puedan comprometerse con la visión y misión de la organización y así beneficiarse de una verdadera transformación de la gestión de la salud. Realizado lo anterior, es importante la planificación, realizar un esquema de los procesos que se ejecutan por área, donde se adicione todo el recorrido incluso los pasos más fáciles deben describirse. En resumen, la administración en salud es una disciplina compleja y multidisciplinaria que busca mejorar la eficiencia y efectividad en la prestación de servicios de salud. A través de la aplicación de principios administrativos, los administradores en salud contribuyen a garantizar una atención sanitaria de calidad, sostenible y centrada en el paciente.

Para contar con una adecuada aproximación para valorar la capacidad de servicios de salud en la satisfacción de las necesidades y su disposición hacia la población se necesita determinar cómo se establece la oferta y demanda de los servicios de salud, partiendo de la fijación de una secuencia de bienes y servicios elaborados por una unidad de producción por ciertos prestadores de servicios de salud. A partir de este flujo los pacientes requieren de estos bienes y servicios para favorecer su condición de salud y de esta manera su calidad de vida, es por ello que se entiende la salud como un bien indispensable para la sociedad por ello es el Estado que debe encargarse con la finalidad de poder normalizar las cifras primordiales para suplir las necesidades en el contexto de la fijación como un bien público.

Tratando el tema es importante referir el proceder de los distintos actores que hacen parte del mercado de la salud. En primer lugar, se encuentran los usuarios dando entender no solo a las personas sino también los productos de bienes y servicios de salud que hacen parte integral durante el de atención.

Se debe tener presente que la prestación de los servicios de salud es ofrecida por las IPS, sin importar su naturaleza legal. Estas empresas o instituciones cuentan con los recursos productivos comprendidos estos en términos financieros; ingresos, edificios y tecnología, al igual que el talento humano los cuales se ordenan en tiempo de utilización o las horas de trabajo reservadas para realizar la labor asistencial.

El poder estipular la prestación de servicios de salud, requiere de la mezcla de un conjunto de elementos llamados factores y emplearlos de la mejor forma posible, siendo ello denominado la función productiva. Las materias primas para tenerse en cuenta para la realización de los servicios de salud, trata sobre el trabajo entendido este como el total de horas ofrecidas por el personal o talento humano en salud, únicamente considerando la parte asistencial y dentro del capital debe contarse con el capital físico, el cual se entiende como los edificios, instrumentos y los insumos, sumados además el talento humano, o las destrezas que deban considerarse unido al talento humano en salud.

Los bienes y servicios producidos que se ofrezcan en el mercado de la salud no cumplen únicamente el papel de mínimos costos, sino que además interactúan con una demanda existente, y ende, su eficiencia tendrá que ser evaluada, entre otros tópicos, primordialmente por su estrecha relación de poder resolver los requerimientos en salud de una población.

Dentro de la descripción de los contextos y particularidades de las exigencias para los servicios de salud, se presume la intervención de los factores de la regulación y de las posibles generaciones de intervención en la fijación de precios y la forma de presentación de los bienes y servicios a proporcionar. Hay que partir de la consideración de la persona, dispuesto a su consumo con el objetivo de maximizar su beneficio. Se necesita idear una estrategia con sentido de orientación familiar y comunitaria donde se pueda ejecutar la gestión integral en la atención individual con la grupal, para poder hacer la planeación, ejecución y control de las acciones comunitarias, en un contexto con visión de salud familiar y comunitaria el cual tiene que ser impulsado por el prestador primario.

De otro lado, es necesario tener presente los procesos de administración de la salud pública que ejecuta el prestador primario, como sería: (i) cooperación entre los diferentes sectores relacionado con la interacción con servicios socio-sanitarios; (ii) administración del conocimiento en lo referente a la capacitación acerca de la detección temprana, protección concreta, análisis, restitución, reparación y cuidado corrector, ya sea en la administración del talento humano como en los procesos y procedimientos a realizar.

Hay que entender que la oferta pública de servicios de salud se orienta hacia la identificación de una profesionalización de los prestadores en prestadores primarios a una amplia escala, y la oferta que actualmente disponible con unos requisitos tecnológicos importantes se consideran como prestadores complementarios y de esta forma se consigue el objetivo de la prestación de los servicios de salud, en la población con sus particularidades, exigencias y posibilidades en salud, y de esta manera es posible el garantizar una oferta de servicios de salud vaya sintonizada a sus situaciones y conveniencias, que permita alcanzar los resultados de salud y bienestar.

La determinación de la demanda de servicios de salud se compone como la suma de subgrupos de población indicada con ciertas características, pero que se entrecruzan con un factor crucial con tendencia a minimizar el riesgo de contraer enfermedad o la gestión integral de la enfermedad tanto en el corto, mediano o largo plazo a fin de que no se produzcan efectos negativos en la persona. La alusión sobre el concepto particular en la determinación de demanda para los adelantos incorporados en la Metodología surgen de los análisis y las modelaciones que han venido evolucionando por investigadores como Aday y Andersen (1995), en donde se ha podido establecer que el cambio del enfoque de los modelos de la utilización de los servicios de salud con elemento de análisis de la familia al personal se dirige especialmente en la problemática de ejecutar medidas a nivel de la familia en donde se tenga presente la diversidad de los miembros que la componen, como indicador resumen del "estatus de salud familiar".

La conformación y el ordenamiento de los servicios de salud habilitados para la provisión de servicios y tecnologías en salud de índole sea individual y colectivo, con tendencia a la solución de los sucesos de mayor frecuencia, pero de menor requisito tecnológico, según la reglamentación publicada por el Ministerio de Salud y Protección Social. La parte primaria de la red, a pesar de su conformación y estructuración, se encuentra supeditada a realizar las actividades primarias en salud solicitadas por la población a cubrir según su estado de salud y debe estar en condiciones de apoyar el desarrollo de actividades relacionadas con el manejo integral del riesgo, la salud familiar y comunitaria, la atención primaria en salud, el enfoque diferencial y de cuidado de la salud.

En los Registros Integrales de Prestadores de Servicios de Salud (RIPSS), el elemento primario enfatiza la "resolución de los eventos más frecuentes, a nivel personal, familiar y comunitario, durante todos los momentos del curso de la vida y en los diferentes entornos", mientras que el elemento adicional se hace cargo de "las acciones individuales de mayor complejidad en la atención, para lo cual utilizan la referencia desde el componente primario y su contra referencia a éste, para garantizar la integralidad y continuidad en la atención"

En esa dirección, el elemento primario se considera el apoyo estructurador de la RIPSS para procurar la atención integral en salud de los sucesos más relevantes o solicitud de actividades y procedimientos conforme con las necesidades de la población afiliada a la EPS, así como la educación y promoción, la prevención, la gestión integral del riesgo en salud y el monitoreo del cumplimiento y la seguridad de las rutas de atención integral en salud. Para ello es necesario tener presente entre otros apartes: (i) el Departamento o Distrito donde la EPS se encuentra acreditada para funcionar, y por ende la identificación y parametrización de la población afiliada a la EPS, (ii) la disposición, idoneidad y totalidad de la oferta de servicios de salud establecido para ese elemento ten teniendo presente las características de la demanda de servicios de salud de la población y el medio ambiente geográfico definido y (iii) los componentes e instrumentos según la panificación y específicamente diseñados para la administración para la prestación de los servicios de salud, según lo estipulado por la Política Integral de Atención en Salud, para el cuidado de la salud y la administración integral del riesgo en salud y de los itinerarios de atención integral en salud para aquellos grupos de riesgo plenamente identificados.

Cuestionario

1. ¿Cuáles son las etapas del método PLECOSER utilizado para el mejoramiento continuo en salud?

2. ¿En qué se basa la gestión funcional del mercado de servicios de salud?

3. ¿Qué factores determinan la demanda de servicios de salud?

4. ¿Cómo se orienta la oferta pública de servicios de salud?

5. ¿Cuál es la importancia de la cooperación entre diferentes sectores en la administración de la salud pública?

> Siempre tenemos mucho por aprender en salud
> Anónimo

Sin duda, el mejoramiento de la calidad de atención al paciente ha alcanzado una evolución significativa en los últimos tiempos, pasando a convertirse en elemento clave para un diagnóstico preciso y tratamiento dando lugar a la profesionalización de la Auditoria Médica como una especialización dentro de la práctica de la medicina.

El estudio metódico del proceso de atención en salud soportado en la historia clínica, su examen evaluado ante los protocolos de diagnóstico y tratamiento, teniendo siempre presente la medicina fundamentada en la evidencia, le permiten a la auditoria médica ser tratada como una especialidad esencial para las instituciones prestadoras de salud.

La auditoría en salud se convierte en pieza importante para la evaluación de los procesos y el desarrollo de estrategias de mejoramiento continuo en sistemas de salud. Es un sistema de evaluación desarrollado de forma metódica, que tiene todos los medios para el análisis que puedan guiar hacia la puntuación y la mejora de los procesos de atención. Es la rama de la medicina que realiza la revisión metódica y objetiva de la organización del trabajo profesional y de la atención médica, en otras palabras, la auditoria clínica.

La identificación de calidad en salud presenta diferentes puntos de vistas posibles, no obedece solamente al tener que cumplir con una receta médica. Existen muchas condiciones que entran en juego, como serían: la biodisponibilidad y farmacocinética de una medicina genérica, situaciones que no involucraban de forma directa al médico, pero que frente al estudio de resultados compromete notoriamente. La relación entre médico y paciente marcada por el concepto de atención al hacer impersonal la relación evitando la detección de muchos síntomas sicosomáticos.

ANTECEDENTES

Se tiene la primera referencia encontrada en el Código de Leyes de Hammurabi en el año de 1750 a. C. en donde aparece una escritura en antiguo babilónico e inscrito en una huella de diorita aparentemente con unos tres metros de alto; en su parte superior se distingue en relieve a Hammurabi recibiendo las leyes del dios Samash, la cual se descubrió en Irán y posteriormente fue trasladada al Museo del Louvre en París. Acepta la pena del Talión, la famosa ley del "Ojo por ojo y diente por diente" y castiga duramente la negligencia.

Una de las grandes directrices de la medicina ha sido *el juramento hipocrático* que data de 460 a. C., en éste se indica explícitamente en uno de sus apartes que "... no practicará la talla vesical quien no sabe hacerla" apuntando precisamente a un tópico de calidad que a pesar del transcurso del tiempo no se ha conceptualizado en su verdadera dimensión.

Para el siglo XIX en la península en el Mar Negro, durante la Guerra en Crimea en 1854 cuando las naciones de Inglaterra y Francia invaden la península sobre la costa norte para favorecer a Turquía en su guerra contra Rusia; posterior al éxito inicial en la Batalla de Alma River, se presentó una mortandad sin igual en los hospitales británicos. Para enero del año de 1855 se presentaron 3168 fallecimientos: 83 de los cuales, por heridas, 2761 por enfermedades infecciosas y 300 por causas no especificadas; debido a esta situación el parlamento británico facultó a la enfermera Florence Nightingale para que se presentara a los hospitales de Scutari cerca de Constantinopla. La historia sobre el Hospital Barrack es miedoso, se encontraba anegado con aguas negras y no existía un suministro de agua potable, deduciéndose las condiciones de ese centro. Una vez analizada la situación propuso solucionarlo en el corto plazo.

Por tal relato, el caso del hospital Scutari es el informe pionero acerca de la calidad del cuidado médico y soluciones posibles, en este evento es trascendente subrayar que en Scutari en los seis meses siguientes descendió la mortalidad del 40% de los soldados ingresados a los hospitales al 2%.

En 1910, el doctor Emory Codman en Boston Massachussets, realizó una investigación retrospectiva sobre las intervenciones quirúrgicas posterior al año de realizadas.

Para el año de 1914 Ernest Codman, presidente del Comité de Estandarización de Hospitales del Colegio Americano de Cirujanos; por ese entonces indicaba como "el objetivo de la evaluación de una medicina de mejor calidad" y, además, se llevaba el reconocimiento y calificación de los hospitales de los Estados Unidos.

En 1918 el Colegio Americano de Cirujanos (ACS - E.U.) establece las bases para la conformación orgánica hospitalaria y las pautas mínimas para alcanzar la acreditación.

Durante 1927 Gustav Ward, realiza una investigación acerca de la mortalidad e infección postoperatoria para cada cirujano y publica sus resultados de 8 años de trabajo en Hospitales para mujeres de Nueva York comparando tasas. Resultó ser un método supuestamente efectivo.

Para 1928 Tomás Pontón, enseñó un plan para contabilizar los servicios profesionales. Hoy por hoy la *Auditoria Médica* es uno de los elementos importantes para calificar y reconocer a los hospitales en los Estados Unidos y otros países.

En 1950 la Universidad de Michigan se realizó un estudio piloto en 15 Hospitales, después de dos años de su ejecución por el cuerpo médico, este se institucionaliza.

Para el año de 1955 Virgil N. Slee, divulga el procedimiento como un recurso de la Educación Médica Continua, para descender la morbilidad.

En 1963, se emplea la auditoria médica en 281 Hospitales en 41 Estados de USA, ampliando notoriamente la cobertura inicial de las 15 instituciones de 1950, se tienen en cuenta hospitales hasta de 975 camas.

Durante 1980 se expande la experiencia anterior a todos los hospitales modernos, basados en procedimientos sencillos que llegan a estandarizarse con los resultados satisfactorios.

La revolución de la enseñanza para los estudios de medicina a comienzos del siglo XX acontece a la par de una medición de la calidad de la atención, Abraham Flexner en el año 1910 en un informe para la Fundación Carniege literalmente expresa que miró "hospitales miserables, trampas mortales sin equipos suficientes para hacer un examen clínico ordinario" condujo a que el Colegio Americano de Cirujanos impusiera estándares mínimos para la profesión y la enseñanza de la medicina fuera sólo un patrimonio de las universidades.

Para el año de 1972 se sancionó en los Estados Unidos la Ley que adopta la organización que se encarga de revisar los estándares profesionales (PSRO: Professional Standard Review Organization).

En Gran Bretaña para el año de 1967 el informe Cogwheel sobre mortalidad materna y el servicio de consejería hospitalaria en 1969 (HAS: Hospital Advisory Service) fueron los esfuerzos iniciales para efectuar la auditoría, sin embargo, el escrito *Trabajando para los pacientes* fue todo un adelanto en la evolución de la Auditoría Médica.

En Colombia las normas legales que hacen referencia a la auditoria en salud son:

* La Ley 100 Título 4° Artículo 227
* Decreto 1570 de 1994

- Decreto 1486 de 1994
- Resolución 3905 de 1994
- Resolución 0320 de 1997
- Resolución 04252 de 1997
- Decreto 1011 de 2006
- Resoluciones 1043 de 2006
- Resoluciones 1445 de 2006
- Resoluciones 1446 de 2006

La Auditoría para el Mejoramiento de la Calidad en la Atención de Salud.

Se define como el mecanismo metódico y continuo de evaluación y mejoramiento de la calidad comparada con relación a la calidad esperada de la atención de salud que consiguen los usuarios.

Los programas de auditoría que se ejecutan en las instituciones deben concordar con la internacionalidad de los estándares de acreditación y mejores a los que se indican como esenciales en el Sistema Único de Habilitación.

La Auditoria para el Mejoramiento de la Calidad de la Atención de Salud encierra:

- Realizar actividades de evaluación, seguimiento y mejoramiento de procesos establecidos como primordiales.

- Comparar la Calidad Observada contra la Calidad Esperada, la cual debió definirse previamente por medio de guías y normas técnicas, científicas y administrativas.

- Adoptar por parte de las instituciones medidas encaminadas a corregir las desviaciones encontradas con relación a los parámetros establecidos con anterioridad y a continuar manteniendo las condiciones de mejora alcanzadas.

La Auditoria para el Mejoramiento de la Calidad de la Atención en Salud debe aplicarse teniendo como primera regla la salud y la integridad del usuario y en ningún tiempo, el auditor puede colocar en riesgo con su glosa la vida o integridad del usuario.

Las particularidades de la Auditoria Médica, según la legislación colombiana, son aclaradas mediante una comunicación de la Superintendencia Nacional de Salud, del Ministerio de Salud, de la emitida por la Dirección General de Control del Sistema de Salud.

En cumplimiento de las actividades de evaluación y mejoramiento de la calidad de la atención en salud, y hasta tanto se normalice la práctica de la Auditoría Médica, los profesionales que practican esta disciplina están en capacidad de aplicar los métodos de auditoría comúnmente aceptados.

Los papeles de trabajo que se crean mientras se realizan las labores de auditoría, forman parte de los informes de calidad y tendrán que ser presentados cuando así lo soliciten las autoridades competentes, en el trámite de las investigaciones y las acciones de vigilancia y control.

La mencionada comunicación agrega con relación a este tema y según lo anterior, que la Dirección estima que las entidades administradoras pueden hacer y valerse de procedimientos y técnicas de Auditoria generalmente aceptadas, pero estas por lo general deben realizarse con el objeto de medir la atención otorgada a los usuarios y poder crear procesos de mejoramiento.

En lo relativo a la pertinencia del manejo y tratamiento ordenado, la Dirección estima que los Auditores Médicos deben mantener el criterio de los médicos tratantes que están ejerciendo sus servicios asistenciales de una manera directa al paciente y que dirigen sus manejos según sus conocimientos científicos, su experiencia, las guías o protocolos de manejo implantados en la institución, las situaciones clínicas del paciente, entre otros elementos. Estos alegatos son del acto médico como tal y las diferencias que se encuentren entre colegas deben ser aclaradas por la Federación Médica Colombiana de conformidad con lo dispuesto en el Artículo 31 de la Ley 23 del año 1981 y no ser estos factores para glosar las cuentas.

Cómo Diseñar un Programa de Auditoria

1. Planeación, es necesario estructura un plan de auditoría, que debe tener como mínimo los siguientes apartes:

    - El alcance
    - La extensión de la auditoria
    - La oportunidad de la aplicación
    - Los procesos prioritarios
    - El equipo de auditoria
    - El auditor líder
    - Las guías, normas, manuales
    - Diseñe los formatos
    - Informe al responsable del proceso a auditar de la fecha de inicio de la auditoría.

2. Desarrollo de la auditoría, los siguientes pasos son una guía para la ejecución de la auditoría:

    - Presentarse al funcionario encargado del área.

    - Explicar el procedimiento a realizar, recoger la información empleando los informes estadísticos, datos, cifras, diligenciar formatos de auditoría.

    - Hacer seguimiento a las actividades del día a día analizando el desempeño, involucrar aquí a todos los responsables de los procesos importantes para hacer parte activa del Proceso de AUTOCONTROL.

- Levantar indicadores, identificando los factores de riesgo (eventos adversos).

- Diseñar un formato para consignar los resultados obtenidos, con sus conclusiones y recomendaciones.

3. Realizar recomendaciones.

- Resaltar las fortalezas halladas.
- Estimular la conducta del autocontrol.
- Identificar claramente las no conformidades halladas
- Comunicar las desviaciones en los procesos a todos los involucrados en la detección del suceso.
- Informar a la dirección la obligación de un plan de mejoramiento.

4. Seguimiento, se debe programar acciones de seguimiento como:

- Los planes de mejoramiento
- A las intervenciones producto de las recomendaciones de la auditoría
- A la implementación de las acciones correctivas y preventivas
- Los indicadores evaluados

Para un proceso de auditoría integral se debe contar con un equipo humano multidisciplinario, liderado por un auditor jefe quien dará prioridad a los procesos importantes, y el plan de acción a ejecutar por el grupo auditor.

1. Revisar si la institución cumple con los estándares del proceso de habilitación. La HABILITACIÓN, brinda seguridad al usuario, al ser atendido en instituciones que cumplen con unos estándares establecidos, los cuales son estrictamente de estructura, pero que son de obligatorio cumplimiento.

2. Si la institución cumple con el 100% de los estándares del proceso de habilitación se debe continuar con el trabajo de poder alcanzar la ACREDITACIÓN, que va más allá del cumplimiento de los requisitos mínimos, va a los procesos y a tratar de mejorarlos, a la planeación continua donde el único beneficiado debe ser el usuario, todo circunscrito al modelo de mejoramiento continuo, motivando la cultura del autocontrol, del crecimiento organizacional donde se encuentran incluidos todo el personal de la organización con su reconocimiento constante de su talento, competitividad y capacitación sostenida dentro de su proceso y con los que se relaciona. La Acreditación no es más que todo un método de prevención de complicaciones.

3. La Auditoría debe ser un proceso estable y metódico de seguimiento a los procesos organizacionales que hayan sido estipulados previamente como principales o sea aquellos que tienen que ver con la atención directa del usuario desde el momento que ingresa hasta que sale del proceso que le brindó la atención, colmando todas sus perspectivas. Debe contener las siguientes labores dependiendo de la organización interna del proceso de auditoría.

- Auditoria previa a la facturación
- Respuesta a glosas
- Evaluación de Guías de Práctica Clínica
- Control de Varianza de la aplicación de Guías de Práctica Clínica y Protocolos de Atención
- Programas de Eventos Centinelas
- Programas de Eventos Adversos
- Mortalidad Institucional Probablemente Evitables
- Mortalidad Materna y Perinatal Evitables
- Eventos Adversos Evitables a Medicamentos
- Protocolo de Revisión de la Utilización de la Estancia Hospitalaria
- Cancelación de Cirugías
- Monitoreo al Paciente por Consulta Crónica

- Evaluación de la Adecuación de Utilización de Medicamentos
- Evaluación de Gestión de Llistas de espera
- Encuestas de Satisfacción de Usuarios (incluidos análisis de percepciones vs. expectativas)
- Grupos Focales
- Sistemas de Peticiones, Quejas y Reclamos

4. Incluir la evaluación de los comités hospitalarios normalizados, de obligatoria existencia y funcionamiento que se puedan aplicar de acuerdo con el tipo de entidad.

- Comité de Ética Hospitalaria
- Comité de Trasplantes
- Comité de Infecciones, Profilaxis y Política Antibiótica
- Comité de Farmacia y Terapéutica
- Comité de Vigilancia Epidemiológica
- Comité Técnico – Científico
- Comité de Banco de Sangre
- Comité de Docencia e Investigación
- Comité de Historia Clínica
- Comité de Urgencias

Capítulo 12
Instrumentos para la Toma de Decisiones

Una buena decisión está basada en conocimientos
y no en números.
Platón

La administración actual requiere de la rápida toma de decisiones, esto se encuentra reflejado en el costo de oportunidad, un gerente debe estar plenamente seguro sobre las herramientas que puede emplear para la toma de decisiones.

Los mecanismos que se recomiendan para la toma de decisiones al adoptar el modelo PLECOSER no son excluyentes con otros mecanismos o modelos elaborados, pero con estos conceptos se puede llegar a desarrollar con facilidad sistemas de gestión eficiente.

Mecanismos que ayudan a la toma de decisiones:

- Listas de Chequeo
- Comités de Trabajo
- Gráfica de Pareto
- Diagrama de Araña

Existen muchos más mecanismos, pero se recomiendan estos por su sencilla aplicación y que permiten emplearse en las diferentes etapas de la gestión desarrollada.

Listas de Chequeo

La lista de chequeo es un mecanismo que ayuda a establecer el desarrollo del proceso y en el cumplimiento de las tareas.

¿Cuándo debe emplearse?

La lista de chequeo (checklist) se puede emplear en cualquier tiempo en que se requiera asegurar que se han llevado todos los pasos o acciones necesarias en el manejo de datos y toma de decisiones.

¿Para qué realizar la lista de chequeo?

1. Determinar el propósito de los datos que se están tratando de reunir.
2. Definir el tipo de datos necesarios.
3. Identificar dónde se deben reunir los datos.
4. Identificar de quién deben reunirse los datos.
5. Determinar si los datos están disponibles.
6. Determinar los métodos que se utilizarán para reunir los datos.
7. Determinar qué tantos datos se requieren reunir.
8. Decidir quién reúne los datos.
9. Determinar el período de tiempo.
10. Decidir cómo se van a analizar los datos.
    - Gráficas de control
    - Histogramas
    - Gráfica de Pareto
    - Hoja de revisión
11. Hacer buenas preguntas. Las preguntas de información deben ser enfocadas y precisas.
12. Auditar el proceso de recolección, validar los datos.

Comité de Trabajo

La relación entre el personal de una organización se puede realizar mediante el trabajo individual y/o el trabajo en equipo; en la segunda condición es necesario la comunicación para reunirse y tomar decisiones.

Comités de trabajo, cómo desarrollarlos:

- Enviar la agenda e información importante antes de la reunión. Recopile toda la información necesaria para la toma de decisiones, con antelación, antes de realizar la reunión y hacer llegar la información a la persona responsable de coordinar las actividades a discutir; si hay algo que se deba hacer para prepararla y decidir, mantener juntas independientes y conferencias telefónicas o personales para comprender y conocer las nuevas ideas y/o los dificultades que se analizarán en la próxima reunión; definir la información que se debe llevar para su estudio, justificación.

- Emitir la agenda de trabajo.

- Definir el objetivo de la reunión.

- Limitar la asistencia a la reunión. Sólo deberán reunirse las personas necesarias.

- Planificar el tiempo de la reunión. Se debe diseñar la reunión para cumplir con los objetivos de esta; debe durar solamente el tiempo programado.

- Definir la responsabilidad de cada participante. Definir las actividades que serán tratarán, señalando las personas que serán las responsables de coordinarlas.

- Definir el lugar, fecha y hora de la reunión.

- Establecer actividades concretas y tiempos límites para cubrirlos.

Para que el comité sea exitoso se debe:
- Iniciar la reunión a la hora estipulada. No esperar a los que lleguen tarde, de esta forma se castigará a los puntuales.
- Asignar a la persona encargada de la minuta, coordinar el tiempo y ser específico al discutir los puntos a tratar.
- Coordinar las actividades por medio de la agenda y no distraerse de la misma.

- Evitar las interrupciones. Las preguntas al final
- Evaluar los puntos trascendentes surgidos de la reunión.
- Al terminar la reunión concretar las conclusiones.
- Terminar a la hora estipulada.

Posterior al comité:

- Redactar la minuta de la reunión. Incluir en la minuta las decisiones, personas responsables de coordinar las actividades surgidas de la misma y establecer fechas de compromiso. Una vez al tener las minutas, distribuirlas con un plazo máximo de 72 horas posterior de haber terminado la reunión.

- Realizar el seguimiento. El responsable de la reunión deberá hacer el seguimiento sobre el avance y resultados de los acuerdos logrados en la reunión.

- Hacer un inventario de las reuniones a las que asiste y evaluar si son productivas, si usted es quien debe asistir, debe emplear la información originada para mejorar su propio desempeño.

Gráfica de Pareto

A principios del siglo XX, Vilfredo Pareto (1848-1923), un economista italiano, ejecutó una investigación sobre la riqueza y la pobreza. Descubriendo que el 20% de las personas controlaba el 80% de la riqueza en Italia. Pareto en sus estudios siguientes observó muchas otras distribuciones similares. A comienzos de los años 50, el Dr. Joseph Juran encontró la evidencia para las distribuciones de *80-20* en situaciones muy variadas. Particularmente, el suceso parecía encontrarse sin desviación en problemas relativos con la calidad. Una frase muy corriente de la regla 80/20 es que viene de "el 80% de nuestro negocio proviene del 20% de nuestros clientes".

Por lo tanto, el ANÁLISIS DE PARETO es una fórmula que separa los "pocos vitales" de los "muchos triviales". Una Gráfica Pareto se emplea para separar de forma gráfica los aspectos importantes de un problema desde los sin importancia de tal forma que un equipo conozca hacia dónde dirigir sus esfuerzos para mejorar. Reducir los problemas más importantes (las barras más altas en una Gráfica Pareto) será de ayuda para una mejora general que tratar de reducir los menores. Con periodicidad, para un asunto recaerá el 80% de los problemas. En el resto de los asuntos, entre 2 y 3 temas serán responsables por el 80% de los problemas.

La Gráfica de Pareto se puede emplear en las siguientes situaciones:

- Cuando se tiene la necesidad de llamar la atención sobre los problemas o causas de manera metódica.
- Al analizar los diferentes grupos de datos.
- Al buscar las causas principales de los problemas y establecer la importancia de las soluciones.
- Cuando los datos puedan clasificarse en categorías.

Pareto es un método para análisis de datos ampliamente difundido y por lo tanto práctico en la búsqueda de la causa principal durante un esfuerzo de resolución de problemas. Permite observar cuáles son los problemas de mayor relevancia brindándole la oportunidad a los grupos de poder colocar prelaciones. En casos frecuentes, algunos pocos tienen la responsabilidad por una gran parte de la incidencia negativa sobre la calidad. Si se enfoca la atención en estos pocos importantes, se podrá alcanzar la mayor ganancia posible de nuestros empeños para mejorar la calidad.

Un equipo puede utilizar la Gráfica Pareto para varios fines:

- Para estudiar los resultados.
- Para planear una mejora continua.

- Las Gráficas Pareto son especialmente valiosas como fotos de "antes y después" para demostrar qué progreso se ha logrado. Como tal, la Gráfica Pareto es una herramienta de análisis sencilla pero poderosa.

Para realizar el método de Pareto se emplean los siguientes pasos:

1. Seleccionar categorías lógicas para el tópico de análisis identificado.
2. Reunir datos.
3. Ordenar los datos de la mayor categoría a la menor.
4. Totalizar los datos para todas las categorías.
5. Computarizar el porcentaje del total que cada categoría representa.
6. Trazar los ejes horizontales y verticales en papel para gráficas.
7. Trazar la escala de los ejes verticales izquierdos para frecuencia.
8. De izquierda a derecha, trazar una barra para cada categoría en orden descendente.
9. Trazar la línea del porcentaje acumulativo que muestre la porción del total que cada categoría de problemas represente.
    - En el eje vertical derecho, opuesto a los datos brutos en el eje vertical izquierdo, registrar el 100% al frente del número total y el 50% en el punto medio.
10. Trazar la línea de porcentaje acumulativo.
    - Iniciando con la categoría más alta, colocar un punto en la esquina superior derecha de la barra.
    - Sumar el total de la siguiente categoría al primero y colocar un punto encima de la barra mostrando el porcentaje acumulativo. Conectar los puntos y registrar los totales restantes acumulativos hasta que se llegue al 100%.
11. Dar un título a la Gráfica, agregar fechas cuando se reunió la información y la fuente de los datos.
12. Analizar la Gráfica para determinar los *pocos vitales*.

Una Gráfica Pareto es una gráfica de barras que enumera las categorías en orden descendente de izquierda a derecha.

Un equipo puede utilizar una Gráfica Pareto para:
- Analizar causas
- Estudiar resultados y planear una continua mejora

Hay que considerar al tratar de interpretar la Gráfica Pareto que algunas veces los datos no indican una clara distinción entre las categorías.

Este problema se manifiesta en una de dos formas:
- Todas las barras en una Gráfica Pareto son más o menos de la misma altura.
- Se necesita más de la mitad de las categorías para sumar más del 60% del defecto de calidad.

En cualquiera de los eventos, pareciera que el principio Pareto no aplicara. Debido a que el principio Pareto demostrado ser válido literalmente en miles de eventos, sería muy poco probable que se hubiera encontrado una excepción. Es mucho más probable sencillamente que no se haya escogido un desglose adecuado de las categorías. En este caso es necesario estratificar los datos de una manera distinta y volver a repetir el Análisis de Pareto. Posiblemente los porcentajes nunca serán precisos, pero los grupos generalmente consiguen que la mayoría de los problemas provienen de solo unas cuantas dificultades esmeradamente estratificadas.

Gráfica de Radar (Diagrama de Araña)

Un Diagrama de Araña, es un instrumento valioso para mostrar de forma gráfica los cambios sucedidos entre el estado actual y el estado ideal.

Una Gráfica de Radar se utiliza para:

- Presentar visualmente los cambios existentes entre el estado actual y el estado ideal.

- Mostrar los cambios en las fortalezas o debilidades del equipo o de la organización.
- Presentar claramente las categorías importantes de desempeño.

Para emplearla es importante:

1. Conformar el equipo.
2. Verificar los datos a representar.
3. Definir las categorías de calificación (no más de 10 ni menos de 4).
4. Construir la Gráfica de Radar:
   - Dibujar un círculo con tantos radios como categorías existan.
   - Escribir cada título al final de cada radio alrededor del perímetro del círculo.
   - Numerar los radios de 0 (más bajo) hasta 10 (más alto) empezando con el cero en el centro del círculo y terminar con el 10 en el perímetro.
5. Calificar todas las categorías:
   - Cada miembro del equipo puede calificar en dónde siente que la organización o el equipo se encuentra en la actualidad.
   - Esto puede realizarse en silencio utilizando puntos adhesivos.
6. El equipo puede desarrollar un puntaje para el equipo ya sea por consenso o calculando un promedio de los puntajes individuales.
7. Definir la calificación del equipo para cada categoría.
8. Interpretar y utilizar los resultados para mejorar.
9. Indicar la fecha en la Gráfica de Radar.

Indicadores

Al momento de implementar el modelo PLECOSER se requiere de la Expresión cuantitativa de las variables objeto de evaluación. Esto mejora el conocimiento acerca del comportamiento de una organización o área administrativa o asistencial, y este dato obtenido al ser comparado con algún patrón de referencia, puede indicar las desviaciones de lo evaluado con relación a lo estructurado en la Planeación del sistema.

Los indicadores no son más que expresiones cuantitativas que posibilitan analizar la empresa o unidad, en las áreas de eficiencia, cumplimiento de las actividades programadas, satisfacción del usuario, etc.

Características de los Indicadores

- Denominación. La denominación debe contemplar sólo la característica o el dato objeto de la medición.

- Propósito de un indicador. Es el ¿para qué? se quiere generar el indicador seleccionado.

Niveles de Referencia

El acto de medir busca comparar y este no es posible si no se tiene una referencia contra la cual examinar el valor de un indicador.

Se tienen diferentes niveles de referencia:

- Nivel histórico. Se halla a partir del análisis que se hace a una serie de tiempo de un indicador, presenta la forma como ha cambiado en el tiempo con esa información y aplicando las técnicas de análisis y proyección

- Nivel técnico. El nivel máximo de producción posible con una tecnología, insumos, mano de obra y métodos de trabajo dados.

Sistema de Información

El sistema de información debe asegurar que los datos recopilados para la generación de indicadores se tengan en forma oportuna, confiable y precisa de tal manera que permitan tomar decisiones racionales y efectivas.

Principios del Sistema de Información

- Gradualidad. La información para entregarse para desarrollarse y poder ser implementada de forma escalonada.

- Sencillez. La información se entregará de manera que su contenido sea entendido en su totalidad.

- Focalización. La información estará enfocada en difundir los conceptos principales relacionados con los procesos de toma de decisiones.

- Validez y confiabilidad. La información será válida en el sentido en que positivamente muestre tópicos centrales y confiables con relación a la medición del suceso en todas las etapas.

- Eficiencia. Debe seleccionarse únicamente la información que sea de interés para la evaluación y el mejoramiento.

Para cada indicador es necesario definir:

- Quién lo reporta
- A quién lo reporta
- Cada cuánto lo debe reportar

Tabla 5. Características de los Indicadores

Denominación del Indicador	Nombre que identifica el estado de la característica o hecho que se quiere controlar. La denominación o nombre debe ser expresado lo más específico posible, evitando incluir las causas y soluciones en la relación. Ejemplo: Número de Urgencias % referencias realizadas
Propósito	Mide un hecho o característica.
Responsable de la toma de decisiones	¿Para quién? se produce el indicador gerente, junta directiva
Interpretación	¿Qué quiere decir?
Periodicidad	Cada cuánto se debe medir. Diario, semanal, mensual, semestral, anual
Fuente de datos	Nombre del documento o formato, en el que se ingresan los datos requeridos
Responsable de generar los datos	La dependencia y cargo del responsable de la recopilación de los datos y flujo de la información hacia el responsable de generar el indicador.
Responsable de generar el indicador	Dependencia y cargo del responsable de la generación y transmisión del indicador a los responsables de la toma de decisiones.

Tabla 6. Algunos ejemplos de Indicadores de IPS

De Oportunidad	- Oportunidad en la asignación de cita a la Consulta Médica General - Oportunidad en la asignación de cita a la Consulta Médica Especializada - Proporción de cancelación de cirugía programada - Oportunidad en la atención en consulta de Urgencias -Oportunidad en la atención en servicios de Imagenología

	- Oportunidad en la atención en consulta de Odontología General - Oportunidad en la realización de cirugía programada
De Calidad Técnica	- Tasa de Reingreso de pacientes hospitalizados - Proporción Hipertensión Arterial Controlada
De Administración del Riesgo	- Tasa de Mortalidad intrahospitalaria después de 48 horas - Tasa de Infección Intrahospitalaria - Proporción de Vigilancia de Eventos adversos
De Satisfacción	- Tasa de Satisfacción Global

Fuente: Elaboración del autor

Tabla 7. Algunos ejemplos de indicadores de EAPB

De Oportunidad	- Oportunidad de la asignación de cita en la Consulta Médica General - Oportunidad de la asignación de cita en la Consulta Médica Especializada - Número de tutelas por no prestación de servicios POS o POS-S - Oportunidad de Entrega de Medicamentos POS - Oportunidad en la realización de cirugía programada - Oportunidad en la asignación de cita en consulta de Odontología General - Oportunidad en la atención en servicios de Imagenología - Oportunidad de la referencia en la EAPB
De Calidad Técnica	- Proporción de esquemas de vacunación adecuados en niños menores de un año - Oportunidad en la detección de Cáncer de Cuello Uterino
De Gerencia del Riesgo	- Tasa de mortalidad por neumonía en grupos de alto riesgo - Razón de Mortalidad Materna
De Satisfacción	- Tasa de Satisfacción Global - Proporción de quejas resueltas antes de 15 días - Tasa de Traslados desde la EAPB

Fuente: Elaboración del autor

Indicadores Recomendados para IPS

PORCENTAJE DE MORTALIDAD TOTAL

- Definición. Proporción de egresos por muerte respecto al total de pacientes egresados, en un periodo.

- Interpretación. Es una medida indirecta de la capacidad resolutiva de la Institución hospitalaria, quiere esto decir que tiene que ver con la gestión de recursos para la atención de la población a atender como también con la capacidad técnico-científica ofrecida.

- Alcance. Este índice de mortalidad hospitalaria es necesario estudiarlo con otros aspectos que tienen que ver con las condiciones previas de estado de salud del paciente y la propia patología.

- Metodología.

$$\frac{Número\ de\ egresos\ por\ muerte}{Número\ total\ de\ egresos} x\ 100$$

- Fuente. Estadísticas institucionales.

- Periodicidad de reporte. Mensual.

MORTALIDAD DURANTE LAS PRIMERAS 24 HORAS EN LA ATENCIÓN DE URGENCIAS

- Definición. Proporción de pacientes que egresaron por muerte durante las primeras 24 horas de su atención en el servicio de Urgencias, respecto del total de pacientes atendidos en dicho servicio, en el periodo.

- Interpretación. Es una medida indirecta de la capacidad resolutiva de la institución en el servicio de Urgencias.

- Alcance. Además de las indicaciones propias para la interpretación del indicador general de mortalidad, para la atención de Urgencias hay que tener en cuenta otros aspectos que tienen que ver con la severidad de los casos clínicos atendidos (Clasificación de Triage), la atención de Urgencias previa del paciente y la disposición de un sistema de referencia.

- Metodología.

$$\frac{\textit{Número de egresos por muerte en las primeras 24 horas,}\ \textit{de pacientes ingresados por urgencias}}{\textit{Número total de pacientes ingresados al servicio de Urgencias}} \times 100$$

- Fuente. Estadísticas institucionales.

- Periodicidad. Mensual.

- Observaciones. Se debe llevar el registro de pacientes que ingresan al servicio de Urgencias. Además, incluir los datos de pacientes que se derivan a otros servicios.

INFECCIONES HOSPITALARIAS

- Definición. Es la proporción de pacientes que adquirieron infección dentro de la institución.

- Interpretación. Las infecciones intrahospitalarias son una medida indirecta de algunas características de la calidad que tienen que ver de una parte, con la seguridad como disminución del riesgo de adquirir una infección en el medio hospitalario al disponer la institución de los requisitos mínimos de estructura y procesos dirigidos a este fin como son medidas de bioseguridad; de acuerdo con la complejidad y volumen de la actividad que se realice. La racionalidad técnica científica que tiene que ver con el uso de guías de manejo para entidades clínicas específicas como cirugía en pacientes sépticos, de antibióticoterapia, protocolos de seguimiento de las mismas infecciones nosocomiales.

- Alcance. Es necesario tener en cuenta otras variables como son la propia patología, la complejidad y especialización de la institución prestadora de los servicios.

- Metodología.

$$\frac{Número\ de\ infecciones\ intrahospitalarias}{Número\ total\ de\ egresos} x\ 100$$

- Fuente. Estadísticas institucionales.

- Periodicidad. Los reportes serán mensuales.

TIEMPO DE ESPERA PARA ACCEDER A UN SERVICIO

- Definición. Corresponde al tiempo de respuesta en días corrientes que se pasa desde la fecha de solicitud de servicios a una institución prestadora y el momento efectivo de los servicios.

- Interpretación. La medición del tiempo de espera traduce tiempo de respuesta de la institución hospitalaria a la demanda de servicios y refleja la accesibilidad y oportunidad de los servicios prestados por la institución prestadora de servicios.

- Alcance. Se debe tener como una de las limitantes, la oferta de servicios en algunas regiones.

- Metodología.
  Consulta General. Días de realización de la Consulta General - día de petición   de la cita.

  Consulta Externa Especializada. Día de realización de la consulta especializada - día de solicitud de la misma.

  Cirugía Electiva. Día de realización de la cirugía programada - día de solicitud de programación de la cirugía.

  - Fuente. Registros de consulta y registros de cirugía.

- Periodicidad. El corte para el cálculo de estos tiempos de respuesta se debe hacer cada fin de mes.

REINGRESO AL SERVICIO DE URGENCIAS (MENOS DE 72 HORAS)

- Definición. Reingreso o readmisión de pacientes al servicio de urgencias en un término de 72 horas después del egreso.

- Interpretación. Este indicador nos dará cuenta de la calidad de la atención en términos de la racionalidad técnica científica y efectividad del diagnóstico y tratamiento aplicados en la atención del paciente, así como con la capacidad resolutiva de la institución en la educación al paciente.

- Alcance. Seguimiento del tratamiento impuesto por el médico tratante y el autocuidado. En cuanto a los posibles sesgos de la medición se tiene que habrá usuarios que pueden reingresar a otra institución prestadora y hasta el momento no se está en capacidad de capturar dicha información.

- Metodología.

$$\frac{N\acute{u}mero\ de\ reingresos\ al\ servicio\ de\ urgencias\ en\ menos\ de\ 72\ horas}{N\acute{u}mero\ total\ de\ pacientes\ registrados\ en\ el\ servicio\ de\ urgencias} \times 100$$

- Fuente. Datos estadísticos servicio de urgencias.

- Periodicidad: mensual.

PORCENTAJE DE REINGRESO DE PACIENTES POSQUIRÚRGICOS EN EL PRIMER MES

- Definición. Proporción de reingreso o readmisión de pacientes a la institución prestadora de servicios de salud, hasta un mes después de su egreso, de pacientes a quienes se les ha practicado una intervención quirúrgica.

- Interpretación. Este indicador nos dará cuenta de la calidad de la atención en términos de la racionalidad técnica científica como de la continuidad e integralidad en la atención del paciente.

- Límites de la interpretación. Seguimiento del tratamiento impuesto por el médico tratante. En cuanto a los posibles sesgos de la medición se tiene que habrá usuarios que pueden reingresar a otra institución prestadora y hasta el momento no se está en capacidad de capturar dicha información.

- Método de cálculo.

$$\frac{N\acute{u}mero\ de\ reingresos\ de\ pacientes\ posquir\acute{u}rgicos\ en\ el\ primer\ mes\ de\ su\ egreso}{N\acute{u}mero\ total\ de\ egresos\ quir\acute{u}rgicos} \times 100$$

- Fuente. Estadísticas institucionales.

- Periodicidad. Mensual.

EL EVENTO CENTINELA

El indicador evento centinela designa a todos los eventos adversos o complicaciones que ocurren durante la atención en salud, los cuales son más atribuibles a esta que a la enfermedad subyacente y que pueden conducir a la muerte, la incapacidad o al deterioro en el estado de salud del paciente, a la demora del alta o a la prolongación del tiempo de estancia hospitalizado.

Algunos ejemplos:

- Suicidio de un paciente psiquiátrico hospitalizado
- Ingreso no programado a UCI luego de procedimiento que implica la administración de anestesia
- Pacientes con neumonías broncoaspirativas en pediatría o UCI neonatal
- Pacientes con úlceras de posición
- Distocia inadvertida
- Shock hipovolémico post - parto
- Maternas con convulsión intrahospitalaria
- Cirugía en parte equivocada o en paciente equivocado
- Pacientes con hipotensión severa en post-quirúrgico
- Pacientes con infarto en las siguientes 72 horas post-quirúrgico

- Reingreso a hospitalización por la misma causa antes de 15 días
- Cirugías o procedimientos cancelados por factores atribuibles al desempeño de la organización o de los profesionales
- Pacientes con trombosis venosa profunda a quienes no se les realiza control de pruebas de coagulación
- Reingreso al servicio de urgencias por misma causa antes de 72 Horas
- Entrega equivocada de un neonato
- Robo intra-institucional de niños
- Fuga de pacientes psiquiátricos hospitalizados
- Consumo intra-institucional de psicoactivos
- Retención de cuerpos extraños en pacientes internados
- Quemaduras por lámparas de fototerapia
- Ruptura prematura de membranas sin conducta definida
- Revisión de reemplazos articulares por inicio tardío de la rehabilitación
- Luxación post-quirúrgica en reemplazo de cadera
- Accidentes postransfusionales
- Neumotórax por ventilación mecánica
- Asfixia perinatal
- Deterioro del paciente en la clasificación en la escala de Glasgow sin tratamiento
- Secuelas post-reanimación

Eventos centinela en el asegurador
- Tutelas por no prestación de servicios POS
- Afiliados duplicados
- Quejas por no prestación de servicios POS
- Pacientes insatisfechos por lo que consideran injustificadas barreras de acceso a la atención
- Solicitud de traslado antes del período mínimo legal
- Pacientes que mueren encontrándose en lista de espera para la autorización o realización de alguna ayuda diagnóstica o procedimiento relacionado con la enfermedad

- Complicaciones atribuibles a no disponibilidad de insumos o medicamentos
- Complicaciones de los pacientes o fallas en la continuidad de los tratamientos atribuibles a tiempos de espera prolongados
- Demora en suministro de insumos o medicamentos por trámites administrativos.

Capítulo 13
Sistema de Gestión de Seguridad y Salud en el Trabajo

> Trabajar con seguridad es como respirar:
> si no lo haces, mueres
> Jerry Smith

Al interior de las bases del modelo PLECOSER el sistema de gestión de seguridad y salud en el trabajo es una muestra para seguir del sistema de gestión, este tiene por objeto anticipar, reconocer, evaluar y controlar los riesgos laborales que puedan incidir sobre la seguridad y la salud en el trabajo. Por lo que es prudente analizar la Resolución 0312 del año 2019 que deroga a la Resolución 1111 del año 2017, donde se establecen los estándares mínimos para el Sistema de Gestión de Seguridad y Salud en el Trabajo y la implementación del SGSST de una empresa.

Esta normativa además de promocionar la cultura de prevención de riesgos laborales donde participen activamente todos los actores del sistema, donde se incluyen a todos los empleados independiente de su forma de contratación, se utiliza para la gestión e implementación del modelo PLECOSER. De esta manera SG-SST les concede a las empresas, donde se incluyen las prestadoras de servicios de salud el poder contar con un proceso lógico y escalonado, fundamentado en la mejora continua que permita:

- Prevenir accidentes de trabajo y enfermedades laborales
- Proteger y promover la salud de los trabajadores

Los Estándares mínimos del SG-SST son todo un grupo de normas, requerimientos y procedimientos de obligatorio cumplimiento por parte de empleadores y contratantes. Por medio de los cuales se permite fijar, examinar y controlar, condiciones mínimas de capacidad técnico-administrativa y de suficiencia patrimonial y financiera imprescindibles para la marcha y desarrollo del SG-SST.

El campo de aplicación y cobertura con la que cuenta el SG-SST, es toda persona relacionada como:

* Empleadores públicos y privados
* Contratantes de personal bajo modalidad de contrato civil, comercial o administrativo entre otros
* Organizaciones de economía solidaria y del sector cooperativo
* Agremiaciones o asociaciones que afilian trabajadores independientes
* Empresas de servicios temporales
* Estudiantes afiliados al sistema de gestión de riesgos laborales y trabajadores en misión.

Los estándares básicos para el SG-SST de acuerdo a la clasificación de las empresas y su tamaño.

Tabla 8. Clasificación de Empresas según número de trabajadores y riesgo

Empresas	Clase de riesgo	Requerimientos a cumplir (número de estándares)
10 o menos trabajadores	I, II y III	7
De 11 hasta 50 trabajadores	I, II y III	21
Unidades de producción agropecuaria (hasta 50 trabajadores)	I, II y III	3
Más de 50 trabajadores	I, II, III, IV y V	60
Cualquier número de trabajadores	IV y V	60

Los estándares básicos de implementación del SGSST para las empresas más pequeñas fueron diseñados después de conocer la inviabilidad de aplicar completamente la Resolución 1111 del año 2017 de salud ocupacional en Colombia.

Puesto que dicha norma establecía más de 100 requisitos (cada estándar podía contener en ciertos casos más de 3 requisitos) para la implementación del SGSST, muchos de los cuales eran realmente inocuos para una eficaz gestión preventiva, para lo cual fue necesario crear la Resolución 0312 del año 2019.

La nueva Resolución 0312 de 2019 de salud ocupacional en Colombia, se encierra dentro de un grupo de decisiones gubernamentales tendientes a facilitar y racionalizar la normatividad que deben llevar las empresas para su funcionamiento.

El objetivo último de la implementación del SGSST y de los 7 estándares básicos de la Resolución 0312 del año 2019, es ayudar a que un gran porcentaje de empresas que hacen parte del factor económico del país, y que se conforma por las medianas y pequeñas empresas (MIPYME), se encuentren preparadas favorablemente, siendo confiables en lo que a bienestar, seguridad y salud en el trabajo se refiere.

Al poder manejar sus variables bajo la aplicación del modelo PLECOSER es decir colocando en práctica cada uno de los tópicos solicitados hará que se tenga una cultura de prevención antes que reacción, demostrando confianza a la relación comercial.

Las modificaciones de la norma ayudan la rápida adopción del total de estándares que contemplaba la Resolución 0312 del año 2019, podría sostenerse que en realidad se vencen más de 100 requisitos para la implementación del SGSST, los cuales en las empresas de menor tamaño o en el sector agrario sería difícil de cumplir debido al modelo de negocio propio de su actividad.

Tabla 9. Los 7 estándares de la Resolución 0312 del año 2019

No. de Estándar	Definición
1º	Diseñador del sistema de gestión (técnico, tecnólogo, universitario, especialista), lo cual implica demostrar la asignación del diseñador mediante una carta o un acta, además de sus certificaciones profesionales. Esta figura perfectamente puede ser ejercida por un asesor externo; no es necesario que se contrate una persona, pero sí debe estar seguro el empresario que cuenta con el soporte técnico sólido para suplir todos los requerimientos que exija el proceso en lo que a seguridad y salud en el trabajo se requiere.
2º	Soporte de pago al sistema de seguridad social integral (salud, pensiones y riesgos laborales). Esto indica que la confianza que puedan tener los clientes cuando contratan una empresa va desde la calidad del producto, oportunidad de entrega, y hasta del bienestar propio de todo el personal que ha intervenido en la cadena de producción y/o servicio comercializado, generando un verdadero lazo de confianza en quien contrata, o compra.
3º	Programa de capacitación, para lo cual se deberá tener, como mínimo el cronograma y un formato de registro de firmas. A pesar de que la resolución 0312 de salud ocupacional en Colombia no lo establece, una empresa de manera voluntaria puede crear un documento que permita evaluar cada capacitación. Se esperaría que el contenido del programa o plan de capacitación como se suele denominar supla la expectativa de orientar lo referente al riesgo prioritario que se ha presentado en la empresa, a fin de estimar los controles administrativos a que haya lugar

No. de Estándar	Definición
	desde el desarrollo de las competencias blandas del factor humano en la empresa y buscando que dichas competencias puedan ser la huella que se refleja en el comportamiento seguro de todo el personal durante el desarrollo de su actividad.
4º	Plan de trabajo anual, el cual, tal como lo define el decreto 1072 de 2015, debe estar firmado por el representante legal. Es importante subrayar que el plan de trabajo debe contemplar un avance cada que se inicia un nuevo período, esto es, año a año. No se puede estar iniciando cada vez como si fuera la primera vez, sino por el contrario para cada período los objetivos deben evolucionar para evidenciar la madurez del Sistema de Gestión de seguridad y Salud en el Trabajo. Incluye por supuesto la innovación y aplicación de nuevas estrategias y tecnologías que aporten en la prevención de los eventos adversos, bien sea, accidentes o enfermedades laborales.
5º	Evaluaciones médicas ocupacionales, las cuales, según lo definido en la normatividad vigente, deben responder a un *perfil del cargo* el cual debe incluir además de sus funciones, los requisitos propios de la persona en cuanto competencias y habilidades. Este documento lo evalúa el médico en conjunto con la matriz de identificación de peligros, evaluación y valoración de riesgos para emitir el profesiograma, que constituye la guía para que en el centro médico se orienten acerca de las pruebas físicas y de laboratorio que deben aplicarse al aspirante o al trabajador según aplique si es examen médico ocupacional periódico. La resolución 0312 de 2019 de salud ocupacional en Colombia no lo define, pero es importante entregar una carta con las recomendaciones médicas que emite el médico evaluador para el

No. de Estándar	Definición
	seguimiento por parte de la empresa al trabajador que debe estar monitoreado médicamente.
6°	La identificación de peligros, evaluación y valoración de riesgos (IPEVR). Lo correcto para cumplir este estándar solicitado por la Resolución 0312 del año 2019 para la adopción del SGSST de una empresa, es tener un procedimiento documentado que defina los responsables, la metodología, los criterios de evaluación y valoración, etc, lo cual ayuda a que cualquier persona con los conocimientos necesarios pueda ejecutar sin dificultad las actualizaciones convenientes cada vez que aparezca un cambio en los procesos, edificio, un accidente grave o mortal, enfermedad laboral entre otros. En otro sentido, la matriz de identificación de peligros es un indicador que permite priorizar los riesgos más críticos que se tienen en la empresa y buscar las acciones que ayudarán a reducir la exposición del personal. Es un documento totalmente activo. No se puede dejar archivado siempre debe consultarse.
7°	Este séptimo estándar es quizá el más importante de todos los definidos por la Resolución 0312 del año 2019 para la Salud Ocupacional en Colombia para empresas pequeñas: es la aplicación de medidas de prevención y control frente a todos los peligros y riesgos identificados. Este estándar realmente queda abierto para las necesidades preventivas de cualquier empresa pequeña, pues si la organización tiene riesgo de alturas, debe crear el programa de prevención contra

No. de Estándar	Definición
	caídas, los formatos de permisos de trabajo, de análisis de riesgos, etc. En el caso de empresas con riesgo mecánico, deberán documentar el programa de riesgo mecánico, el programa de bloqueo y etiquetado; si la empresa cuenta con riesgo biomecánico debe realizar la evaluación de riesgos con apoyo del fisioterapeuta o el ergónomo, si la empresa maneja químicos deberá cumplir con la normatividad de riesgo químico, etiquetar mediante sistema globalmente armonizado, realizar las evaluaciones de higiene ocupacional, entre otras muchas actividades.

Fuente: Elaboración de los autores

La flexibilización y contenido de normas facilita, ofrece su más fácil cumplimiento y verificación, y así, en la medida que la empresa fuera creciendo y tenga una mayor estructura, capital, departamentos y personal especializado, tendrán que aplicar un gran número de estándares yendo en forma gradual hasta completar los 21 estándares o integrantes del SG SST si exceden la contratación de 11 a 50 personas ordenadas según el Decreto 1607 del año 2012 con clase de riesgo entre I y III o III, hasta llegar a cumplir con el total de 62 estándares si la empresa llega a superar la contratación de 50 o más trabajadores o si se encuentra clasificada como riesgo IV o V.

Mientras que, los estándares de la nueva Resolución 0312 del año 2019 son los mínimos para dar cumplimiento con el Sistema de Gestión de Seguridad y Salud en el Trabajo, esto viene a significar que una empresa pequeña puede implementar de forma voluntaria los estándares que estime indispensable acorde con su actividad.

De esta forma la Resolución 0312 del año 2019 se considera un avance para la aplicación escalonada de la seguridad y salud ocupacional dentro de las empresas pequeñas, de todas aquellas que apenas comienzan, las que poseen capitales pequeños, y a medida que lo necesiten, deberán adoptar estándares más complejos o avanzados, según a las mejores prácticas mundiales en esa materia.

Es importante resaltar que el cumplir los 7 estándares estipulados en la Resolución 0312 del año 2019 no ofrece la garantía del cumplimiento de todas las normas relacionadas a riesgos laborales. Ciertos empresarios y prevencionistas consideran, de forma equivocada, que su único deber ante la gestión de los riesgos laborales se restringe a cumplir únicamente con los siete estándares estipulados en la Resolución 0312 del año 2019 de salud ocupacional en Colombia.

Pero es en la misma Resolución 0312 del año 2019, en su Artículo 23 donde se estipula que con el cumplimiento de estos siete estándares, no excusa del cumplimiento de otras normas de riesgos laborales, por lo cual la institución o empresa se encuentra sujeta a tener el vigía de seguridad y salud en el trabajo, junto con el comité de convivencia laboral, mantener un plan de emergencias si así lo requieren los bomberos en su correspondiente municipio, tener a mano la política de seguridad y salud en el trabajo como lo estipula la circular unificada del año 2004, brindar la inducción que tiene que estar escrita tal como está se encuentra establecido en el Decreto Ley 1295 del año 1994 y la Resolución 2646 del año 2008.

Lo anterior demuestra tal vez la necesidad analizar nuevamente la identificación de todas las normas que puedan ser aplicables por fuera de los 7 estándares establecidos en la Resolución 0312 del año 2019 para la adopción del SGSST, testimoniar dicha identificación, y contratar las personas profesionales mejor calificados, experimentados y competentes para hacer cumplir esa normatividad, con el objeto de dar cumplimiento ante el gobierno, los clientes, los trabajadores y en términos generales de todas las personas que se favorecen de una precisa implementación de un sistema de gestión de la seguridad y la salud en el trabajo y una sensata aplicación de la Resolución 0312 del año 2019.

Por todo lo expuesto anteriormente, la empresa debe hacer su mejor esfuerzo para demostrar el cumplimiento de los estándares básicos de la Resolución 0312 del año 2019, arrancando desde el análisis de indicadores de gestión que son la muestra de la puesta en marcha y el desarrollo del sistema de gestión de seguridad y salud en el trabajo.

Aporte de los Estudiantes de Administración General en Salud con relación a este Capítulo

Gestión integral de riesgo en salud-GIRS

Es una estrategia transversal de la política de atención integral en salud, se fundamente en la articulación e interacción de los agentes del sistema del sistema de salud y otros sectores para identificar, evaluar, medir (desde la prevención hasta la paliación) y llevar a cabo el seguimiento y monitoreo de los riesgos para la salud de todos. Se anticipa a las enfermedades y los traumatismos para que no se presenten o se detecten y traten para impedir su evolución y consecuencias. Esta estrategia tiene como objetivo el logro de un mejor nivel de salud en la población.

La implementación de las GIRS en un territorio parte de las prioridades identificadas en el plan Territorial de salud, este es el instrumento que permite a las entidades territoriales contribuir con el logro de las metas estratégicas del plan decenas de salud pública, con el plan nacional de desarrollo, entre otros.

Los programas de gestión de riesgo surgieron en respuesta a los avances científicos que permitieron la cuantificación del cáncer. Con el tiempo los programas de gestión del riesgo han ampliado su alcance, evolucionando.

Al colocar la gestión del riesgo en el marco del cáncer se identifican dos momentos:

1. **Riesgo antes de la enfermedad:** personas sanas expuestas a desarrollar cáncer por distintos factores; biológicos, genéticos, sociales, medioambientales, estilos de vida, entre otros.
Las prevenciones se centran en la realización de autoexamen mamario, mamografías de tamizaje y antígeno prostático en hombres.
2. **Riesgo durante la enfermedad:** la Patología ya está instaurada y se relaciona con los posibles desenlaces; desaparición de la enfermedad, disminución de esta, progresión, sin cambios o la muerte.

La gestión del riesgo para cáncer en Colombia se evalúa mediante indicadores. La evaluación de los indicadores tiene un rango de cumplimiento clasificado en alto, medio y bajo, hay 14 indicadores para cáncer de mamá y 6 para cáncer de próstata.

Ejemplos:
Indicador:

proporción de mujeres con cáncer de mamá a quien se le realizó estabilización TNM en CNR.

Resultado:
Tuvieron valores considerables como de cumplimiento medio: sucre, la guajira, choco, atlántico, Magdalena y meta, el resto tuvieron cumplimiento alto.

Indicador:

Proporción de pacientes con cáncer de próstata estadificados en TNM.

Resultado:

A nivel nacional solo se estadifica al 72,4% de los pacientes, 13 pacientes están por debajo de este valor con cifras que van de 68,8% para Nariño hasta 33,3% para Casanare.

Preguntas:

1. ¿Cuál es el objetivo de la gestión del riesgo en salud?
    A. Mitigar o acortar la evolución de enfermedades.
    b. Mitigar o acortar las consecuencias de las enfermedades.
    c. a y b son verdaderas.
    d. Ninguna de las anteriores.

2. ¿Cómo se clasifica el riesgo en salud pública?
    a. Riesgo Primario y riesgo secundario.
    b. Riesgo Primario, riesgo secundario y riesgo terciario.
    c. Riesgo primario y riesgo técnico.
    d. Ninguna de las anteriores.

3. ¿Cuáles con las características que se tienen en cuenta para formar grupos de riesgo?
    a. Tratamientos de alto costo
    b. Enfermedades de alta cronicidad
    c. Enfermedades prioritarias en salud pública.
    d. Todas las anteriores.

4. ¿El objetivo de la estrategia de las GIRS es?
    a. La articulación e interacción de los agentes de salud.
    b. Identificar, evaluar, medir, intervenir y llevar a cabo el seguimiento y monitoreo de los riesgos para la salud.
    c. El logro de un mejor nivel de salud de la población, una mejor experiencia de los usuarios durante el proceso de atención y unos costos acordes a los resultados obtenidos.
    d. Ninguna de las anteriores.

5. ¿Por qué surgieron los programas de gestión de riesgo?
    a. Surgieron para tratar las enfermedades y traumatismos.
    b. Surgieron para asegurar la calidad de vida
    c. Surgieron en respuesta a los avances científicos que permitieron la cuantificación del cáncer.
    d. Ninguna de las anteriores.

Capítulo 14
E-Salud

Los humanos agregarán valor donde las máquinas no pueden. A medida que avance más y más la Inteligencia Artificial, la inteligencia real, la empatía real y el sentido común real serán escasos. Los nuevos trabajos se basarán en saber cómo trabajar con máquinas, pero también en cómo impulsar estos atributos humanos únicos.
Satya Nadella

La e-salud, término que define las TIC utilizadas en los centros sanitarios para la prevención, el diagnóstico, el tratamiento, el seguimiento y la gestión sanitaria, ayuda a fortalecer la salud y nos acerca a las 4P de la medicina: predictiva, preventiva, personal y participativa. La e-salud es un término que acoge el conjunto de tecnologías de la información y la comunicación utilizadas como herramientas en el entorno sanitario relacionadas con la prevención, el diagnóstico, el tratamiento, el seguimiento y la gestión sanitaria para ahorrar recursos en los sistemas de salud y permitirles aumentar su eficiencia.

La Organización Mundial de la Salud define e-salud como el empleo costo-efectivo y seguro de las tecnologías de la información y comunicación como un soporte a la salud y a los campos afines con la salud, donde se encuentran incluidos los servicios de atención médica, vigilancia médica, información en salud y educación, conocimiento e investigación en salud. Las tecnologías de la información y la comunicación se presentan como una oportunidad indiscutible para mejorar los diversos procesos asociados con la salud.

Por tanto, para alcanzar la perfección en la atención prestada por el sector salud, es necesario el partir de un principio inquebrantable, tal como viene a ser la relación médico-paciente, tema muy delicado y humano de la medicina.

Tales impresionantes avances tecnológicos en medicina, si no son controlados coherentemente por humanos, pueden convertir la relación médico-paciente en una que se deshumanice y se convierta en una relación paciente-dispositivo. Mantener y mejorar la relación entre médicos y pacientes es un deber inalienable de todo el personal del área de la salud, lo cual constituye un principio inviolable en la práctica sanitaria.

Salud Digital es un concepto genérico del uso de las tecnologías de la información y la comunicación para mejorar la salud individual o de la población general, la E-salud podemos considerarla rama dentro de la salud digital, más relacionada con el tratamiento informático de la información sanitaria, aplicada a los sistemas de salud.

La diseminación de las tecnologías de la información y de la comunicación (TIC) en la vida cotidiana de cada persona permite que estas fuentes se conviertan en un socio estratégico para la salud pública, sea en el soporte para resolver o para poder prevenir los problemas de salud, o para mejorar el ingreso a los sistemas y servicios de salud.
El uso de la internet y el empleo indiscriminado de la telefonía móvil permiten de por sí una gran cantidad de datos acerca de las conductas sociales y concernientes con la salud de una persona, incluso los tipos de búsqueda por internet y las palabras clave que se emplean, la información compartida en las redes sociales, por ejemplo, los estados o los tweets, los medicamentos comprados y el lugar de compra, los restaurantes visitados y las faltas a la escuela o al trabajo por una enfermedad, igualmente de diversas acciones periódicas.

Si estos se utilizan de forma adecuada y ética, los datos almacenados debido al empleo de las nuevas tecnologías pueden ser capaces de ayudar a exponer avisos tempranos y otras alertas de atención sobre salud, lo que ayudaría al sector de la salud pública, por ejemplo, a la detección a tiempo de brotes y poder realizar el seguimiento de los casos con mayor certeza, identificar inmediatamente las enfermedades transmitidas por medio de los alimentos y mejorar el tiempo de respuesta a condiciones de emergencia y desastres al poder ubicar las personas perjudicadas con una mayor velocidad.

Esto incluye varios productos y servicios de atención médica, como aplicaciones móviles, telemedicina, dispositivos portátiles de monitoreo integrados con ropa y accesorios. También incluye todo lo relacionado con el big data, los sistemas de apoyo a la decisión clínica, el Internet de las Cosas o los videojuegos de salud, por citar algunos.

La implementación de tecnologías de la salud incluye actividades para realizar estas tecnologías en organizaciones o procesos que se implementan en el sistema de prestación de servicios de salud. En particular, la ciencia promueve el uso de tecnologías probadas, eficaces, eficientes y seguras, basadas razonablemente en la seguridad, en la práctica operativa de los servicios de salud. Por lo tanto, se han publicado varios marcos analíticos y recomendaciones para realizar investigaciones de implementación.

Con este fin, debemos iniciar con la integración de elementos de e-salud en la prestación de atención médica incluye un estudio de factibilidad, que analiza los factores facilitadores, así como las barreras para una inclusión adecuada; infraestructura, social o cultural. Esta fase debe basarse en una investigación especializada que mida la necesidad de implementar la tecnología en el sitio o servicio propuesto para promover el acceso equitativo a la intervención o tecnología que se está desarrollando. El siguiente paso es la adopción organizacional, lo que significa que el mandato de la organización decide implementar la tecnología en sus procesos. Tales decisiones pueden verse influenciadas por políticas internas y externas.

Mientras que en la etapa de implantación para la e-salud se refiera a la adaptación, la cual comprende la afinación de los procesos internos de la organización, para este caso, los procesos de atención en salud tal como la capacitación del personal que labora en la institución, acerca de la aplicación de estas tecnologías en estos procesos, promocionando la adopción de las destrezas digitales indispensables.

Mientras se realiza este proceso de adecuación es necesario realizar ciertos ensayos para estudiar la operación de los procesos. Una medición o estudio decisivo es el de la lealtad, que se remite a la investigación del nivel en que una actividad fue implantada como fue propuesta en un plan definido o protocolo de implantación, a diferencia de la medición de la adecuación que trata del grado en que el plan o mediación es cambiado por los usuarios o el personal mientras se ejecuta la implantación, para ceñirse a las exigencias individuales.

La investigación sobre la adaptación-aceptación de la tecnología por parte de los involucrados en el proceso de atención incluye estudios detallados sobre la calidad del uso de la tecnología y la preferencia de estos individuos.

Los estudios de viabilidad, por otro lado, miden el grado en que un impacto o tecnología se mantiene o se generaliza en una organización de servicios de salud. Como parte de esta materia, se puede delegar el desarrollo de actividades de implementación estandarizadas con el fin de normalizar procesos en función de las modificaciones que implica la incorporación de nuevas tecnologías de la información.

En este sentido, se debe enfatizar el desarrollo de procedimientos operativos estandarizados o procedimientos específicos de cumplimiento técnico y se debe alentar el establecimiento de un sistema de monitoreo técnico en esta etapa.

Por último, la cobertura es la medición de la población que se beneficiará con la adopción de la tecnología en relación con su admisión.
Por otro lado, se puede considerar que la salud electrónica incluye varias aplicaciones que reflejan las condiciones específicas de trabajo de manera integrada y que pueden incorporarse a las experiencias en diferentes áreas del sistema de salud pública. Algunos estudios han establecido la eficacia y la eficiencia (costo-efectividad) de componentes individuales de eSalud.

Ante esta situación, la Organización Mundial de la Salud, la Organización Panamericana de la Salud, la Comisión Económica para América Latina y el Caribe y la Organización para la Cooperación y el Desarrollo Económico han desarrollado políticas para promover la adopción de las TIC en las instituciones de salud.

Sin duda, existen serios desafíos para el acceso, implementación y operación de estos componentes, principalmente en los países en desarrollo, a nivel micro entre personas, meso entre establecimientos de salud y macro entre países. En este sentido, diversos estudios han puesto de manifiesto la necesidad de reforzar la política de eSalud y simultáneamente introducir sus diferentes elementos en el sistema sanitario para tener mejor en cuenta los medios y las redes sociales. En el campo de la tecnología sanitaria, el texto Ciencia de la Implementación es un conjunto de conceptos y herramientas que facilitan el estudio de los factores que posibilitan la adopción y optimización de tecnologías sanitarias basadas en evidencia científica (costo-efectividad).

Al respecto se han desarrollado varios conceptos analíticos. Lo que sigue es un resumen de algunos de los diferentes elementos que componen la eSalud, así como una pequeña parte del proceso de financiación para el público y los trabajadores de la salud en particular. Estas ideas se utilizaron para proponer un enfoque de marco conceptual para examinar la implementación de cada componente de eSalud y su impacto en la calidad de la prestación de servicios de salud.

Componentes de la e-Salud

Las TIC actualmente son consideradas de suma trascendencia para la prestación de servicios de salud, al ser consideradas como insumos importantes para la organización integral de los sistemas de información en salud en sus distintas etapas de aplicación poblacional o de servicios de salud. A través de sistemas se ha mejorado la comunicación entre profesionales médicos, entre profesionales médicos y pacientes, así como entre los mismos pacientes.

Por medio de las nuevas tecnologías se ha llegado a mejorar los sistemas de archivo y manejo de información por medio de la digitalización de los datos contenidos en los procesos administrativos como los datos de los usuarios o pacientes, de los recursos (financieros, materiales y humanos) y de los requerimientos de salud en general (medicamentos, dispositivos médicos, entre otros).

Fundamentalmente existen actualmente en los sistemas administrativos de servicios como sería el agendamiento de citas para los servicios de salud (cita digital a servicios médicos, odontológicos, psicología, etcétera), al igual que los servicios de laboratorio clínico y farmacia, entre los principales.

De igual manera, se ha logrado una evolución de los procesos de atención en salud tendientes a la digitalización de los documentos, las historias clínicas se transforman en clínicas electrónicas (HCE), las recetas médicas escritas sobre papel se convierten en recetas electrónicas, al igual que los resultados de análisis clínicos y de imagenología o radiología cambian de ser analizados y entregados en medios físicos a ser entregados en medios digitales (sistemas de comunicación y archivo de imágenes o PAC, Picture Archiving and Communication Systems).

Es por medio del desarrollo de las TIC que se ha alcanzado la evolución de los sistemas de atención a distancia a través de aparatos electrónicos, desde la utilización de sistemas de telefonía apoyados en internet, lo que encierra un vasto conjunto de sistemas que se incluye dentro del concepto de la telesalud, que viene a significar la prestación a distancia de servicios de prevención, de promoción de la salud o curativos. Un amplio campo dentro de la telesalud se tiene a la telemedicina y sus distintas especialidades de atención (por ejemplo: telerradiología, telepsiquiatría, telerrehabilitación, telecirugía, telecardiología, etcétera).

Esta reciente tecnología se destaca por su capacidad de poder favorecer el acceder a servicios de salud especializados para las personas que se viven en sitios apartados (comunidades rurales, indígenas o poblaciones distantes).

El amplio desarrollo de las tecnologías de comunicación móviles como los teléfonos celulares inteligentes (smartphones) y los dispositivos portátiles (tabletas, pulseras, relojes u otros dispositivos) se emplean para monitorear las actividades (ejercicio físico) o estados de salud de las personas y el monitoreo de estos eventos y estilos de vida por las personas profesionales de la salud tendientes a la toma de decisiones. Estos aparatos o instrumentos se emplean cada día más en diferentes áreas y están haciendo parte de la llamada salud móvil (m-Salud o m-Health). Desde esta perspectiva de salud pública, estos instrumentos o dispositivos se traducen en oportunidades de poder intervenir a la población en contextos generales como la de promoción en salud o la de recolectar de información relativa a las costumbres, conductas o estilos de vida de las personas, lo que se convierte en una gran posibilidad para la difusión de próximas alarmas de riesgo a la salud que sirvan para el desarrollo de precisas intervenciones oportunas (a los sistemas de vigilancia epidemiológica).

También es indispensable subrayar como integrante de la e-Salud los sistemas de ayuda para la toma de decisión clínica (CDSS, Clinical Decision Support Systems), dispositivos secundarios a los que pueden asistir preferentemente los profesionales de la salud en la toma de decisiones en el lapso de la atención médica, traduciéndose en un vigoroso resultado para la seguridad del paciente. Estos sistemas se les ha denominado de forma injusta como sistemas de conocimiento activo que utilizan dos o más porciones de datos del paciente para dar un consejo específico al caso, o como software o programa creado concretamente como ayuda en la toma de decisiones clínicas en donde las características de un paciente individual se añaden a una base de datos sistematizada para la creación de conocimiento clínico, además de valoraciones o determinadas sugerencias para el paciente son expuestas al personal clínico y/o al mismo paciente para poder tomar una decisión, pese a que se ha creado cierta disputa por lo que se ha indicado ampliamente el concepto de auxiliar de decisión, que abarca otros sistemas de apoyo.

Se presenta una extensa variedad de tipos en los que se utilizan los CDSS, dependiendo de las clases de eventos y del grado de realización y evolución de los sistemas de TIC para los servicios de salud. Por esto, se indica un ordenamiento para estos sistemas soportada en cinco condiciones: el medio de uso, capacidades de conocimiento y datos, el tipo de ayuda en la decisión clínica, la forma de envío de la información y el peso de trabajo u operación del sistema. En esta parte se cuenta con el software o programa soportado en formularios o calculadoras para la toma de decisiones (por ejemplo: cálculos de depuración renal o escalas para evaluar el estado de salud del paciente), así como el software o programa especializado que identifica de manera automática errores durante la etapa de prescripción según las características del paciente.

Además, otra rama bien interesante para la e-Salud es la utilización de los medios electrónicos o páginas web para educar a los profesionales de la salud en los programas de salud, usuarios de servicios y personas en general (e-learning), con el fin de promover hábitos de buenas prácticas al tiempo de llevar la atención en salud (personal sanitario), así como la de promoción en la salud o costumbres saludables (población). Además, la utilización de páginas web se traduce en una opción para los pacientes de optimizar la obtención de información sobre su salud, empoderándolos para poder hacer parte en las decisiones o para promover la comunicación con otros pacientes (atado con las redes sociales) y así establecer redes de soporte, lo cual vendría a ser muy importante en ciertas enfermedades crónicas (a todos estos procesos se les conoce con la palabra e-paciente).

Las aplicaciones de TIC para la salud que se están utilizando en algunos sistemas de salud incluyen:

- Gestionar el almacenamiento, análisis y uso de grandes volúmenes de datos (big data) para la salud pública, la vigilancia epidemiológica y la promoción de la salud y la mejora de la calidad de los servicios.
- Uso de sistemas de Internet de las cosas para monitorear la salud y la actividad del paciente hospitalizado u ambulatorio, utilizando dispositivos y sensores conectados a Internet y seguir la terapia de control como la dosificación de medicamentos.
- Sistemas de aprendizaje automático para facilitar los procesos automatizados y la prestación de atención, mejorando el apoyo a las decisiones clínicas para el diagnóstico o tratamiento de enfermedades.
- Uso de tecnologías de realidad virtual o realidad aumentada con fines educativos, preventivos o terapéuticos.
- Desarrollo de la bioinformática y su aplicación en medicina (informática biomédica).
- Mayor desarrollo de sistemas de análisis portátiles dispositivos o sensores de análisis clínico, incluidos los sistemas informáticos móviles.

Es importante enfatizar que las diferentes partes de la eSalud ofrecen la oportunidad de combinar y vincular en una amplia gama de actividades, que pueden ser oportunidades para fortalecer los sistemas de prestación de servicios de salud.

Actualmente se tienen diferentes maneras en las que la sociedad en general puede acoger y apropiarse de las TIC para ser empleadas en la salud, donde se pueden encontrar dos importantes clases de integrantes como son: la población total donde se presentan los usuarios de servicios de salud y los prestadores de servicios de salud sean profesionales o técnicos.

Tal vez de una manera indirecta, la población puede conseguir información sobre prevención o promoción de la salud por intermedio de los medios masivos de comunicación como la televisión, la radio, mensajes a los teléfonos celulares o internet en sus diferentes particularidades. Además, por otro lado, la población puede apropiar ciertas partes de la e-Salud de satisfactoriamente, por ejemplo, investigar acerca de información o guía en salud por medio de la utilización de dispositivos como el teléfono (consulta vía telefónica) o internet. Para ello se necesita que las personas superen los obstáculos (económicos o socioculturales) del ingreso a estas tecnologías, decidiendo asumir estas tecnologías y alcanzar las habilidades digitales exigidas para su utilización.

En la apropiación-incorporación de estas tecnologías por parte de las personas pueden incidir distintos elementos que pueden ser internos o externos. Dentro de los factores internos podrían formar parte la edad, el sexo, la ocupación, la escolaridad, el estrato socioeconómico y los estados de salud de las personas; mientras que los factores externos pueden ser el medio social al que hace parte, el desarrollo de las TIC en el sitio donde labora, al igual que las instituciones o servicios de salud donde reciba la atención y el efecto que tenga el personal sanitario que trabaja en ellas.

En este caso, para que las personas que prestan sus servicios en el sector salud pueda aprovechas estas tecnologías se requiere que las empresas de salud en las que trabajan superen las trabas de ingreso y promocionen en sus colaboradores una apropiada aplicación de estas tecnologías por medio del adiestramiento de destrezas o habilidades digitales. Se debe resaltar que algunos dispositivos pueden ser empleados por los profesionales de la salud voluntariamente y libre, como los programas para teléfonos celulares inteligentes o las páginas web idóneas que ayudan en distintos procesos comprendidos en la atención a la salud. Se han adelantado ciertos ejemplos teórico-conceptuales para exponer el empleo y agrado con estas tecnologías al interior de las organizaciones.

Hasta la fecha se han realizado diversas investigaciones para el estudio y análisis de los eventos anteriormente citados.

La aceptación y utilización de elementos de la e-Salud son de uso preferente para personas profesionales de la salud, como pueden ser, las historias clínicas electrónicas, los sistemas para diagnóstico electrónico, los sistemas de archivo de imágenes y comunicación, ciertos sistemas de apoyo para la decisión clínica, los sistemas de telesalud empleados por las instituciones prestadoras del servicio.

Capítulo 15
Divulgación del Conocimiento

El investigador que no sabe lo que está buscando
no comprenderá lo que encuentra.
Claude Bernard

Durante la pandemia de Covid-19, los organismos internacionales han enviado muchos mensajes sobre la importancia de comparar información científica sobre crisis sanitarias. La importancia de la comunicación de la ciencia es fundamental para satisfacer la necesidad de mejorar el conocimiento. Cabe señalar que toda investigación realizada debe proporcionar resultados precisos. Por lo tanto, los resultados obtenidos en la investigación no tienen sentido y valor si no se comunican a través de la publicación. Además de los informes científicos y el enorme esfuerzo por acotar y armonizar estándares, también ha generado gran interés y relevancia la generación de textos que reflejan los resultados de diversos campos científicos. Los seres humanos han estado compartiendo conocimientos desde la antigüedad, y hay evidencia de escritos desarrollados para este propósito antes de que existieran normas sobre cómo extender el conocimiento científico. Uno de los trabajos científicos más antiguos que se conocen data del año 300 a. C.: los Elementos de Euclides. Pero no fue hasta 1946 que nació en Londres la Organización Internacional para la Estandarización (más conocida como la norma ISO). Actualmente, es muy importante definir claramente los textos académicos y sus especificidades, porque solo así los resultados se convertirán en una parte importante del campo de investigación.

La precisión, claridad y brevedad que caracterizan a los documentos en una amplia variedad de formas también están asociadas con la expansión académica. En un entorno académico, las destrezas y habilidades de escritura deben ir mucho más allá de la sintaxis o la estética clásicas, aunque estas materias no les sean ajenas, e incluso campos de estudio como las ciencias sociales o las humanidades permiten una mayor flexibilidad. Esto no significa que el propósito de los textos científicos deba ser olvidado o que sus conceptos y métodos deban ser desplazados.

Para expresar lo anterior se necesita un propósito comunicativo, con distintas aristas donde se encuentran todos los textos y cómo este proceso se desarrolla profesionalmente de manera diferente. Entre estas afirmaciones se encuentran importantes cuestiones de identificación, tales como: comparar la información, verificar su validez y poder verificar sus recomendaciones o resultados. Otro asunto distintivo resulta la objetividad, ubicada entre los primeros requerimientos de validez científica y de estilo que colocan las diversas publicaciones, con un sentido de independencia del área de especialización.

Asimismo, no se debe ignorar la generalidad, entendida como una propiedad que favorece el más alto nivel de comprensión de los destinatarios del documento (sean expertos o no).

En general, estas cualidades especiales se pueden entender mejor a través del conocimiento y la práctica de habilidades de escritura metódica. Lograr claridad, precisión, brevedad, objetividad y generalidad no significa que se deba utilizar toda la información disponible para completar el texto en todas las circunstancias, por el contrario, se deben crear parámetros y filtros que ayuden a definir lo que se incluye. en el Contenido del texto, por supuesto, según el estilo estándar de citación y bibliografía.

De esta manera, la redacción de artículos destinados a publicar los resultados de la investigación científica se vuelve parte de la misma tarea que involucra el proceso de investigación y se indica como una solicitud para ordenar esos resultados, limitándose a lo que los ha producido, así como el alcance de nuevos descubrimientos o conocimiento de dicha evidencia. Sin lugar a duda, la estandarización del formato y el estilo es esencial no solo para aclarar el alcance de uno, sino también para implementar mejor la investigación previa que respalda los hallazgos. En este sentido, es importante permitir que las reglas se destaquen por escrito, en citas y referencias; tal estructura beneficia tanto a quienes desarrollan el texto como a quienes lo leerán.

A continuación, se presentan las características para los diferentes tipos de textos académicos.

Distintos autores, escuelas y bibliografías formulan una serie de textos considerados académicos.

Dentro de los del primer tipo de documento se encuentran las denominadas notas técnicas, se definen como textos breves y concisos, enfocados a describir los cambios en las técnicas o procesos tecnológicos. Su objetivo es centrarse en el descubrimiento de nuevas soluciones, aunque esto no significa necesariamente nuevas aportaciones o descubrimientos en el propio campo de la investigación. La peculiaridad de las publicaciones con descripción técnica se da cuando el propio autor comenta su propuesta. Es una herramienta muy utilizada en algunos campos, sin embargo, no es un tipo de publicación que generalmente se considera un eje central.

Otro texto con divulgación académica cuya particularidad principal es la brevedad, se le denomina Resumen, el cual no se presenta por sí solo como un material independiente, sino que hace parte de la organización de artículos, ponencias, informes de investigación, tesis, tesinas y otros similares, se le define como una descripción abreviada del tema contenido en una obra, utilizando un lenguaje claro y una redacción sencilla y precisa.

A su vez, la sinopsis, el sumario, son los encargados de presentar contenidos y/o conocimientos de manera precisa y abreviada. Estos formatos iniciales que se presentan suelen utilizarse con mayor o menor frecuencia, obedeciendo a los requerimientos de divulgación, ya sean del propio autor o institucionales.

Mientras que las revisiones sistemáticas son encargadas de recopilar información con relación a un tema y mostrarla de forma ordenada. Este formato, si bien no es una publicación original, tiene la gran ventaja de ahorrar mucho trabajo y tiempo en los aspectos técnicos de obtención de información específica. Su propósito principal es revisar la literatura relacionada con el tema de investigación, contextualizarla, analizarla críticamente y extraer conclusiones pertinentes al tema de investigación. Este tipo de escritura académica debe basarse en un estilo de esquema. Por supuesto, no se debe olvidar la síntesis, pero debe mostrar la faceta del tema analizado, de manera que se haga visible la idea central planteada por el autor.

A su vez, el Estudio de casos, trata acerca de la indagación profunda que se tienen en una serie de trabajos centrados a juzgar resultados, investigaciones, alternativas innovadoras y procesos metodológicos en los más distintos campos. Se refiere a un método con amplia aplicación, con una organización que tiene resumen, presentación, desarrollo, síntesis, conclusión y bibliografía.

Por otro lado, se dice que un informe científico técnico actúa como referencia para que un experto en la materia o un lector educado pueda evaluar y/o hacer recomendaciones relacionadas con el estado del arte del informe. problema o proceso mediante el cual se logra un resultado. Sus elementos limitan la presentación de este tipo de información informativa en un orden sistemático o cronológico. Generalmente consta de las siguientes secciones: Resumen, Introducción, Desarrollo, Conclusiones y Recomendaciones, Bibliografía y Apéndice.

Los manuales también se identifican a menudo porque sirven como una aproximación fácil para las búsquedas de referencias.

Sin embargo, por circunstancias, estos artículos, aunque también en forma de libros, son más extensos que el manual y complementan su contenido con un enfoque crítico de los temas que tratan.

Los ensayos, por su parte, son ejemplos de un determinado tipo de trabajo, producto de una investigación caracterizada por la brevedad y en la que se colocan comentarios y reflexiones sobre el tema de su interés. Sin embargo, es importante aclarar que la extensión de este artículo es un tema en el que no todos los autores están de acuerdo, ya que algunos artículos se publican como libros, por lo que no se deben confundir artículos científicos con artículos literarios. El propósito y el lenguaje utilizado son los elementos que los diferencian significativamente. Una condición intrínseca relacionada con el ensayo es su forma de argumentar acerca del tema al que se refiere y al hecho de que los argumentos tienen que ser validados.

 Las Monografías, que según las reglas establecidas se consideran más extensas que las tesis y en algunos casos se publican en un solo volumen. Además de poder analizar un aspecto específico, pretende poder mirar un tema preciso de manera general y comprensiva, sin importar el tema o campo, con la profundidad y detalle de los elementos más específicos. Para ello, se proponen dos enfoques: interpretativo y descriptivo, y se debe calcular la precisión científica de los métodos y técnicas utilizados para el análisis. Si es un texto más breve, puede convertirse en un artículo editable en una revista profesional.

Por otro lado, el artículo de investigación es uno de los más referenciados, utilizados y buscados por instituciones y publicaciones, una vez se encuentre ajustado a ciertas normas estandarizadas, o mediante la creación de lineamientos propios, como la posibilidad de poder revisar en sus páginas y en plataformas digitales actuales.

Dentro de los objetivos para este tipo de texto académico se encuentra el de dar a conocer una contribución original de conocimientos para la comprensión teórico práctico de una asignatura, al adelanto investigativo de esta o de su aplicación, ya sea en el campo científico técnico o docente. Dentro de una estructura estandarizada, la que se encuentra determinada por   Introducción, Métodos, Resultados y Discusión (IMRyD), la cual puede resultar variable según las necesidades específicas relacionadas directamente con el tipo de investigación, el campo de estudios, las normas institucionales o de una publicación en particular.

Una tesis, por otro lado, es un texto que contiene planes de trabajo preparatorios y borradores, y es más fácil de trabajar cuando se trata de organizar la información.

Entre ellos, la redacción de la pregunta es muy importante para este tipo de texto, por lo que es necesario analizar y determinar el tren de pensamiento, profundidad, período de tiempo y tema específico y evitar atajos. Resolver la pregunta problema. Por otro lado, los argumentos, objetivos, supuestos y limitaciones temáticas facilitan la realización de la investigación y en la mayoría de los casos forman parte de la organización de este tipo de textos.

El segundo tema más importante es el sistema de referencia, que incluye, entre otras cosas, los autores que han publicado sobre el tema y los resultados de estudios anteriores. Además, es necesario especificar el método, el cronograma, el presupuesto y la bibliografía.

Es de anotar que, en la elaboración de una tesis, deben seguirse una serie de pasos, se debe iniciar en primer lugar por la búsqueda de información, continuar con la organización, redacción y estilo, y la estructura y presentación, como el elemento final de la misma.

Además, es necesario hacer énfasis al planteamiento de los objetivos, que conforman la hoja de ruta a seguir para brindar respuesta al problema, y que dentro del texto académico se traducen en una guía sobre los propósitos y recursos necesarios para publicar los nuevos conocimientos.

Es así, con relación al campo de estudio, serán más prácticos o teóricos, pero siempre se debe tener presente, que para su escritura se debe tener en cuenta lo siguiente: La principal condición para que sean alcanzables, lógicos y coherentes, es que se consideren las posibilidades y limitaciones.

Existen dos preguntas que favorecerán a hacer realidad este proceso: ¿Cómo? y ¿Para qué? La respuesta a estas dos preguntas nos colocará en curso hacia los objetivos específicos y general, consecuentemente. La claridad al momento de escribirlos es de suma importancia.

Por otro lado, los objetivos mostrarán igualmente el tipo de conocimiento que se busca alcanzar, por ello es de gran importancia su adecuada formulación, en otras palabras, con sentido de precisión con relación a lo que se quiere expresar.

Estos objetivos tienen que ser exactos, para ello se debe evitar el acudir a la redundancia y los párrafos largos y poco claros, y tener siempre presente todos los elementos que hacen parte de la investigación.

Una vez que los objetivos se encuentren redactados correctamente, estos dejan vislumbrar el tipo de investigación, sea cualitativa o cuantitativa, y también ayuda a identificar la forma de tratar el tema y los propósitos de la investigación.

Para ello, es esencial es que muestre el proceso y contenido de la investigación, como también el adelanto de un nuevo conocimiento.

Por tanto, es la claridad y precisión de los objetivos los que llevan a su vez a la elección de los métodos y técnicas para lograr alcanzarlos.

En una gran mayoría de publicaciones científicas se le presta mucha importancia a esta sección, pues es esta parte donde los autores llegan a mostrar cómo alcanzaron esos resultados y la fiabilidad de estos, que se muestran de una forma más reducida en las conclusiones.

Es así, como esta parte llega a sintetizar la idea central del texto, y la explicación sobre la cual se apoya.

Resultando que, la necesidad de evaluar lo planteado, indicando los alcances y las limitaciones, y al mismo tiempo que demuestra nuevos alcances originados de este tema o de nuevas interrogantes.

BIBLIOGRAFÍA

Ágora (2022). *Ideas. Análisis de la propuesta de salud del candidato presidencial Gustavo Petro*. https://agoraasuntospublicos.com/analisis-de-la-propuesta-de-salud-del-candidato-presidencial-gustavo-petro/

Barbera, M., Cecagno, D., Seva, A., Heckler, H., López, M., & Soler, L. (2015). Formación académica del profesional de áreas de la salud y su adecuación al puesto de trabajo. *Revista Latinoamericana de enfermagem*, 23(3), 404-410.

Bautista-Espinel, G., Ardila-Rincón, N., Castellanos-Peñaloza, J., & Gene-Parada, Y. (2017). Conocimiento e importancia, que los profesionales de áreas de la salud tienen sobre el consentimiento informado aplicado a los actos de cuidado de áreas de la salud. *Universidad y Salud*, 19(2), 186-196.

Betancourt, P., & Gonzáles, S. (2020). *Clima organizacional y motivación en enfermeras del hospital nacional Daniel Alcides Carrión, Lima, octubre-2019*. Lima: Universidad Norbert Wiener.

Betancourt, V. (2003). *La comunicación científica*. Finlay.

Bustamante, M., M. Lapo, C. Oyarzún y R. Campos. (2017). Análisis de la Percepción del Docente en Tres Universidades Chilenas tras la Implementación del Currículum Basado en Competencias. *Formación Universitaria*, 10(4), 97-110.

Cancer Today. (2020). *Data visualization*. https://gco.iarc.fr/today/home

Ceballos-Vásquez, P., Jara-Rojas, A., Stiepovich-Bertoni, J., Aguilera-Rojas, P., & Vilchez-Barboza, V. (2015). La gestión del cuidado: una función social y legal de la areas de la salud chilena. Áreas de la salud *actual en Costa Rica*, (29), 1-12.

Cevallos, G. (2015). *Manual de redacción científica. El artículo científico.* Málaga: Servicios Académicos Intercontinentales Eumed.net. http://www.eumed.net/libros-gratis/2015/1499/index. htm.

Chaves, M., Menezes, M., Cozer, L., & Alves, M. (2010). Competencias profesionales de los enfermeros: el método developing a curriculum como posibilidad para elaborar un proyecto pedagógico. *Áreas de la salud Global*, 9(1), 1-18.

Clavijo, M., Romero, F., & Paniagua, M. (2016). Evolución de la formación en áreas de la salud. *Medwave*, 16(6): e6505.

Dandicourt, T. (2016). Competencias profesionales para el especialista de areas de la salud comunitaria en Cuba. *Revista cubana de áreas de la salud*, 32(1), 16-26.

De Arco-Canoles, O., & Suárez-Calle, Z. (2018). Rol de los profesionales de areas de la salud en el sistema de salud colombiano. *Universidad y Salud*, 20(2), 171-182.

Deming, W. E. (1989). *Calidad, productividad y competitividad: la salida de la crisis*. Díaz de Santos.

Donabedian A. (1969). *A Guide to Medical Care Administration. Medical Care Appraisal -Quality and Utilization.* American Public Health Association.

Donabedian, A. (1986). Quality assurance in our health care system. *Quality assurance and utilization review*, 1(1), 6-12.

Donabedian, A. (1966). Evaluating the quality of medical care. *The Milbank memorial fund quarterly*, 44(3), 166-206.

Donabedian, A. (1984). *La calidad de la atención médica, definición y métodos de evaluación*. La Prensa Médica Mexicana

Donabedian, A. (2000). Evaluating physician competence. *Bull World Health Organ*, 78(6), 857-860.

Feo, O. (2003). Reflexiones sobre la globalización y su impacto sobre la salud de los trabajadores y el ambiente. *Ciencia, Saudade Coletiva*, 8(4), 887-896.

Flexner A. (1910). Medical Education in the United States and Canada. A Report to the Carnegie Foundation for the advancement of Teaching. *Bulletin of the World Health Organization*, 80, 594-602.

Garavito, M. (2019). *Competencias personales requeridas para el ejercicio profesional de la psicología*. Duitama: Universidad Nacional, Abierta y a Distancia.

Gates, B. (2022). *Cómo evitar la próxima pandemia*.

Gaviria, D. (2009). La evaluación del cuidado de áreas de la salud: un compromiso disciplinar. *Investigación y educación en Áreas de la salud*, 27(1), 24-33.

Gómez, M., & Laguado, E. (2013). Propuesta de Evaluación para las Prácticas Formativas en Áreas de la salud. *Revista CUIDARTE*, 4(1), 502-509.

González, E. (2007). La teoría de los stakeholders. Un puente para el desarrollo práctico de la ética empresarial y de la responsabilidad social corporativa. Veritas. *Revista de filosofía y teología*, 2(17), 205-224

González-Esteban, M., Ballesteros-Álvaro, A., Crespo-de las Heras, M., & Pérez-Alonso, J. (2016). Intervenciones de Tele áreas de la salud efectivas en

Atención Primaria: revisión sistemática. *Evidentia: revista internacional de áreas de la salud basada en la evidencia*, (13), 55-56.

Guerrero-Núñez, S., & Cid-Henríquez, P. (2015). Una reflexión sobre la autonomía y el liderazgo en áreas de la salud. *Aquichan*, 15(1), 129-140.

Juran, J. M. (1964). *Managerial breakthrough*. McGraw-Hill.

Juran, J. M. (1988). *Juran on planning for quality*. Free Press.

Kruger, C., Bauer, L., & D'Innocenzo, M. (2017). Uso de la estructura conceptual de la clasificación internacional sobre seguridad del paciente en los procesos ético-disciplinarios en áreas de la salud. *Áreas de la salud global*, 16(4), 151-162.

Latrach-Anmar, C., Febré, N., Deandes, I., Araneda, J., & González, I. (2011). Importancia de las competencias en la formación de áreas de la salud. *Aquichán*, 11(3), 305-315.

Llinás Delgado, A. E. (2010). Evaluación de la calidad de la atención en salud, un primer paso para la Reforma del Sistema. *Revista Salud Uninorte*, 26(1), 143-154.

Llinás, A. (2006). Manual de auditoría y gestión de calidad en salud: El modelo Plecoser. *Barranquilla: Universidad Simón Bolívar*.

Llinas Delgado, A. E. (2022). Retos de la educación superior después de la pandemia por sars-cov2. Revista Boletín Redipe, 11(11), 177–182. https://doi.org/10.36260/rbr.v11i11.1916

Milos, P., Bórquez, B., & Larraín, A. (2010). La "gestión del cuidado" en la legislación chilena: interpretación y alcance. *Ciencia y áreas de la salud*, 16(1), 17-29.

Ministerio de Salud de Colombia. (2017). *Modelo Integral de Atención en Salud (MIAS)*. Minsalud

Ministerio de Salud y Protección Social, Colombia. (2016). *Política de Atención Integral en Salud. Un sistema de salud al servicio de la gente*. Minsalud.

Ministerio de Salud y Protección Social de Colombia. (2013, 28 de mayo). Resolución 1841 de 2013. Por la cual se adopta el Plan Decenal de Salud Pública 2012-2021. Diario Oficial No. 48811. https://www.alcaldiabogota.gov.co/sisjur/normas/Norma1.jsp?i=53328

Ministerio de Salud y Protección Social de Colombia. (2016, 25 de julio). Resolución 3202 de 2016. Por la cual se adopta el Manual Metodológico para la elaboración e implementación de las Rutas Integrales de Atención en Salud – RIAS, se adopta un grupo de Rutas Integrales de Atención en Salud desarrolladas por el Ministerio de Salud y Protección Social dentro de la Política de Atención Integral en Salud -PAIS y se dictan otras disposiciones. Diario Oficial No. 49947. https://www.minsalud.gov.co/sites/rid/Lists/BibliotecaDigital/RIDE/DE/DIJ/resolucion-3202-de-2016.pdf

Ministerio de Salud y Protección Social de Colombia. (2018). *Gestión Integral del Riesgo en Salud. Perspectiva desde el Aseguramiento en el contexto de la Política de Atención Integral en Salud*. Minsalud.

Ministerio de Salud y Protección Social de Colombia. (2018). *Política Nacional de Talento Humano en Salud: Dirección de Desarrollo del Talento Humano en Salud*. Bogotá: MinSalud.

Ministerio de Salud y Protección Social de Colombia. (1994). *La reforma a la seguridad social en salud*. Tomo 1: Antecedentes y resultados. Minsalud

Morfi, R. (2010). Gestión del cuidado en áreas de la salud. *Revista cubana de áreas de la salud*, 26(1), 1-2.

Morín, E., Complejidad Restringida, Complejidad General, *Revista Estudios*, 8(93), 81-135 (2010)

Najman, J.M. (1982). The Definition of Quality and Approaches to its Asessment - Donabedian, a. *Community Health Studies*, 6, 311-312.

OMS (1986). *Carta de Ottawa para la Promoción de la Salud.* http://www1.paho.org/spanish/hpp/ottawachartersp.pdf

Organización Mundial de la Salud. (1994). *Hacer que la práctica médica y la educación médica sean más adecuadas a las necesidades de la gente: La contribución del médico de familia.* OMS.

Organización Panamericana de la Salud. (2007). *Renovación de la Atención Primaria de Salud en las Américas: Documento de posición de la Organización.* OPS.

Paravic, T. (2010). Áreas de la salud y globalización. *Ciencia y Enfermería*, 6(1), 9-15.

Passos Nogueira, R. (1997). Perspectivas de la gestión de calidad total en los servicios de salud. *Serie Paltex Sociedad y Salud* 2000.

Pat, L., Cen, W., G., L., Andrade, N., & Ríos, M. (2021). Innovación en la gestión en áreas de la salud: liderazgo transaccional vs. liderazgo transformacional para favorecer un clima organizacional positivo. *Revista Iberoamericana de Educación e Investigación en Áreas de la salud*, 11(1), 18-26.

Pérez, M., Enrique, J., Carbó, J., & González, F. (2017). La evaluación formativa en el proceso de enseñanza aprendizaje. *Edumecentro*, 9(3), 1-20.

Piaget, J. (1980). *The psychogenesis of knowledge and is epistemological significance*. En: Piattelli-Palmarini eds. Language and learning: The debate between Jean Piaget and Noam Chomsky. London; Routledge & Kegan Paul.

Pontón Laverde, G., Galán Morera, R., y Malagón Londoño, G. (2003). *Auditoría en salud para una gestión eficiente*. 2 ed. Médica Panamericana

Soto-Fuentes, P., Reynaldos, G. K., Martínez-Santana, D., & Jerez-Yáñez, O. (2014). Competencias para la enfermera/o en el ámbito de gestión y administración: desafíos actuales de la profesión. *Aquichan*, 14(1), 79-99.

Trincado, M., & Fernández, C. (1995). Calidad en áreas de la salud. *Revista cubana de áreas de la salud*, 11(1), 1-2.

Valenzuela-Suazo, S. (2016). La práctica de áreas de la salud como foco de reflexión. *Aquichan*, 16(4), 415-417

Vygotsky, L. S. (1986). *Thought and Language. Massachussets*: The MIT press.

Vyotsky, L. (1978). *Mind in society: The development of higher psychological processes.*

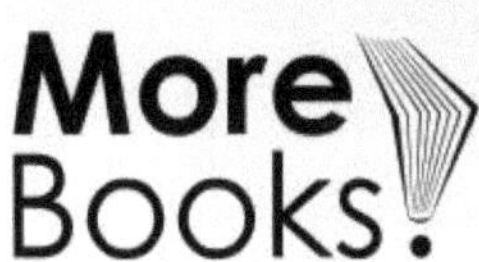

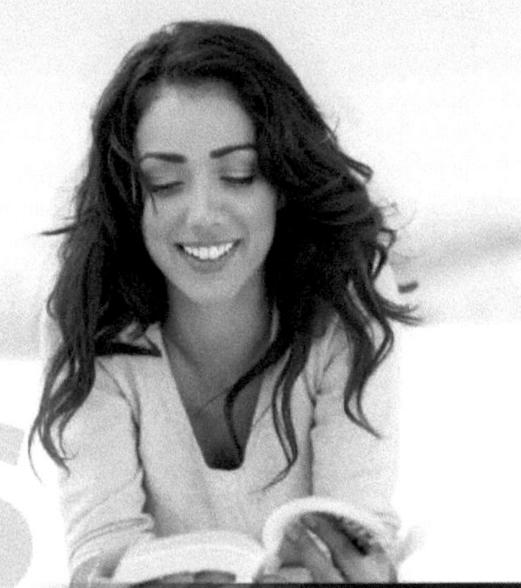

Buy your books fast and straightforward online - at one of world's fastest growing online book stores! Environmentally sound due to Print-on-Demand technologies.

Buy your books online at
www.morebooks.shop

¡Compre sus libros rápido y directo en internet, en una de las librerías en línea con mayor crecimiento en el mundo! Producción que protege el medio ambiente a través de las tecnologías de impresión bajo demanda.

Compre sus libros online en
www.morebooks.shop

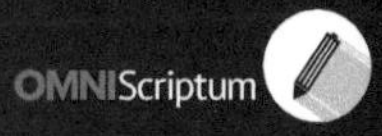

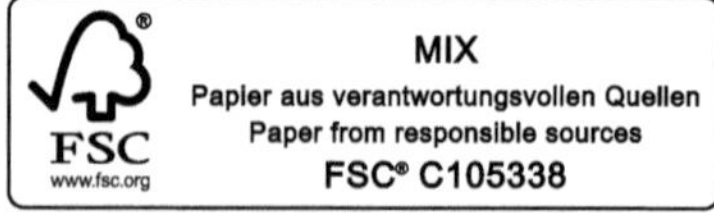

Printed by Books on Demand GmbH, Norderstedt / Germany